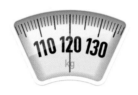

知名艺人 李小璐 刘孜 关凌 谢楠 弦子
中央电视台主持人 李思思
北京电视台主持人 雅 琪

共同选择

越孕越美丽

我的孕期体重管理书

魏巍　马一金　谢菲/著

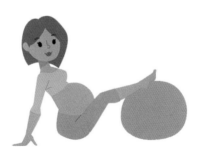

Yue Yun Yue Meili ♔ Wo De Yunqi Tizhong Guanli Shu

中国妇女出版社

图书在版编目（CIP）数据

我的孕期体重管理书：越孕越美丽 / 魏巍，马一金，
谢菲著 . -- 北京：中国妇女出版社，2016.10

ISBN 978-7-5127-1338-3

Ⅰ . ①我… Ⅱ . ①魏… ②马… ③谢… Ⅲ . ①孕妇 –
妇幼保健 Ⅳ . ① R715.3

中国版本图书馆 CIP 数据核字 (2016) 第 210862 号

我的孕期体重管理书：越孕越美丽

作　　者：	魏 巍　马一金　谢 菲　　著
责任编辑：	魏 可
插图绘制：	殷 为
责任印刷：	王卫东
出　　版：	中国妇女出版社出版发行
地　　址：	北京东城区史家胡同甲 24 号　　邮政编码：100010
电　　话：	（010）65133160(发行部)　　65133161（邮购）
网　　址：	www.womenbooks.com.cn
经　　销：	各地新华书店
印　　刷：	北京中科印刷有限公司
开　　本：	185x235　1/12
印　　张：	17.5
字　　数：	220 千字
版　　次：	2016 年 10 月第 1 版
印　　次：	2016 年 10 月第 1 次
书　　号：	ISBN978-7-5127-1338-3
定　　价：	39.80 元

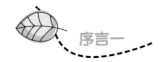

　　可以说之前我都在为成为一个好医生而努力，但有趣的是，那些初次见面的朋友，当听说我是医生时，都是一脸的不相信。再听说我是妇产科医生，都会摇头说："不像，一点儿都不像，你更像个老师。"结果我就真的来知妈堂当老师了！当然，真正促使我转行的理由并不是如此，而是对于孕产这件事情的理解。在我工作的那段时间，正是没有人关注孕期体重，巨大儿特别多，剖宫产率居高不下的一段时间。人们对于自然分娩的抵触和毫无依据地大补特补造成了产科太多的危险和无奈。人们都说新生儿的第一声啼哭是美妙的，能够给全家带来喜悦，能够让人感受生命的热情。但是在现实中，我看到太多的妈妈因为不情愿，因为疲惫和疼痛，看到自己的新生宝宝时，她们的脸上几乎没有表情。还有的妈妈因为孩子太大了不能顺产，那么疼的宫缩都忍得住，却在手术室门口放声大哭……那个时候，我就经常想，如果孕期她们能不吃那么多，妈妈不用长那么多体重，宝宝也不要这么大，能顺产多好啊！但是在当时，我甚至不知道该怎么用语言劝慰她们，更多的时候，因为忙得不可开交也没有时间去劝慰她们。那种无奈至今仍然清晰地留在我的记忆里，怀着救死扶伤的牺牲精神去学医，治病却治不了心。

　　后来，随着对心理学和营养学的学习，我对孕育的理解已经不再限于医疗了。孕育是一个自然过程，更是一个充满了爱和神奇的过程。医院所做的是其中的一部分，更多的准备却无法在医院里完成。这些包括生理的、心理的、营养的、运动的、母乳喂养的、育儿的知识的完备程度，直接决定分娩以及后来的诸多事项是否顺利。特别是在我自己有了宝宝之后，作为一名合格的妇产科医生，我却不会应对母乳喂养中的一些关键问题。虽然抱着坚定的母乳喂养信念，却因为没有专门地学习母乳喂养的技术，甚至没能做到母乳亲喂，也没有坚持到宝宝一岁。到了知妈堂工作以后才知道母乳喂养有那么多的学问，如果当时知道正确的方法，是完全能够避免那些问题的。遗憾之余我更加明白孕产育儿是一个系统工程，没有人因为天生是个女人就可以成为一个好妈妈。而医疗检查在绝大多数情况下是客观的指标，医疗检查是否正常并不取决于检查的那一刻，宝宝能否经由自然分娩而出生也不取决于分娩的那一刻，而是在280天的孕期中，甚至是备孕时就要开始准备了。

作为多元文化时代的女性，我们必须学习。无论你的家人如何支持你，有很多东西你是必须独自去面对的。独自一人的时候，什么是最好的支持？我要顺产，我要喂母乳到孩子2岁，我要把孩子带好……当你脑海里只有这几句话的时候，你的内心更多的纠结和茫然，因为不知道为什么要这样做，如何才能做到，也不知道自己做对了没有。在这个时候，系统的知识才是最有力的支撑。对流传已久的老观念，你明知道不对，却也说不出反对的理由，比如吃饭，人人都告诉你要吃两个人的饭，你不想吃那么多，可是又不知道该吃多少，那怎么办呢？

6年来，知妈堂一直都在引进国外的孕产理念。我们共同的认识是：孕妈妈不是病人，孕育是一件自然的事情，母婴健康更多的是由孕期的生活决定的，而不是靠医疗。我所专注的体重管理，在西方国家和日本已经实行了四十多年且卓有成效，但是在中国依然有很大的差距。令人高兴的是，来知妈堂的很多孕妈妈都接受了健康饮食的理念，更让我佩服的是，有的孕妈妈真的一下子改掉了以前的许多习惯。要知道，饮食习惯是自小养成的，吃了二三十年的口味突然变化，这不是一件容易的事。特别是那些自己在家做饭，或者自己吃饭的妈妈，真的需要很强大的意志力啊。在字里行间，你会看到孕妈妈们不断地学习和坚持，为了宝宝更加完善自己的努力过程。世上没有完美的人，但孕妈妈为了宝宝所付出的努力都是最棒的。

感恩命运让我来到知妈堂，让我拥有这群可爱的队友。这是一群自称为女神经 + 女汉子 + 文青 + 逗比的高颜值、高智商的女神，我们在欢笑、期待、争论、学习中一路携手前行，在淬炼中成长。感谢谢菲老师和马一金老师在百忙之中为这本书撰写了精彩的篇章。感谢我的恩师黄醒华教授，她的博学、和蔼、孜孜不倦永远是我学习的榜样。希望这本书是一份比毕业论文更让老师满意的答卷。感谢每一位伟大的、智慧的、美丽的、勇敢的孕妈妈！穿越亿万年生命的长河，永远不变的是母爱的光辉！每当我看到她们自信和挺拔的身影，都会感到由衷地赞叹，女性经由孕育的过程竟然可以蜕变得如此美丽，孕育也不再是纠结和痛苦的代名词。

感谢知妈堂每一位小伙伴的关爱和支持！愿所有的妈妈健康美丽，愿每一个宝宝都被这世界温柔以待。愿知妈堂这份传承爱的事业如繁花遍野，温暖而绚烂！

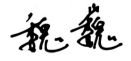

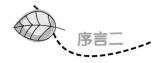

四年，三个女人，一个娃

　　自 2013 年与**魏巍**老师共同研发并推出了针对孕期女性的"孕期体重管理"项目之后，我就跟魏老师说："我们一定要做出中国孕产行业理念最超前、方法最专业、效果最美好的孕期体重管理系统。然后，我们要一起生个"娃"，做本国内孕产领域里既有阅读价值又有实践参考的孕期体重管理专业书，你负责跟踪积累案例，我负责策划和配合撰写。"

　　这件事情，一做就是四年。

　　在这过程中，魏老师也有灰心沮丧的时候，很多孕妈妈坚持了几天就放弃了，虽然原因五花八门，但结果都是半途而废……每个当下，我就各种糖衣蜜弹伺候着，安抚她低落的情绪。她可能是会自产"鸡血"的一种人，隔天就立刻又进入一个个孕妈妈体重管理的跟踪工作中。我实在很为有这样一个战友而骄傲！

　　如果我不说，你一定不会相信，在当下这个地球成一村，癌症都被攻克的 2016 年，大部分怀孕女性及其家人对于"孕期体重管理"竟然都处在一个懵懂甚至是无知的状态：她们不知道孕期体重应控制在 25 斤，不理解孕期肥胖导致的糖尿病可能终身携带，更不知道孕期过量运动会令胎儿有生命危险……

　　实在不希望这些遗憾每天都上演在我们身边！

　　因此，我与**魏巍**老师、马一金老师三个女人最终一起生了这个孕育了 4 年的"娃"，我们从体重管理细节、孕期运动方法和科学胎教的角度共同阐述了孕期体重管理对孕妈妈和胎宝宝的深远影响与价值。

在此，特别感谢我们的 24 位辣妈深度分享自己孕期体重管理的过程与心得，相信她们的收获会令更多的孕妈妈们在孕期加入体重管理的行列，以健康的身体孕育更加健康的宝贝！

深深期待这个"娃"成为每个孕妈妈健康孕期生活最亲密和有价值的陪伴者。

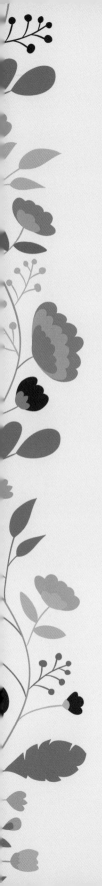

目录 CONTENTS

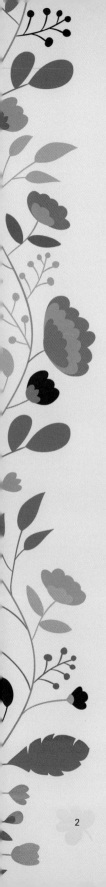

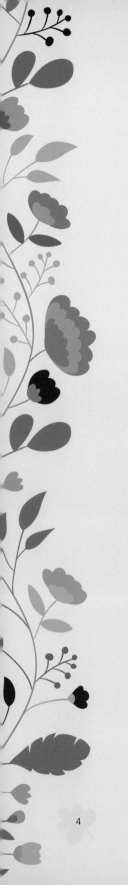

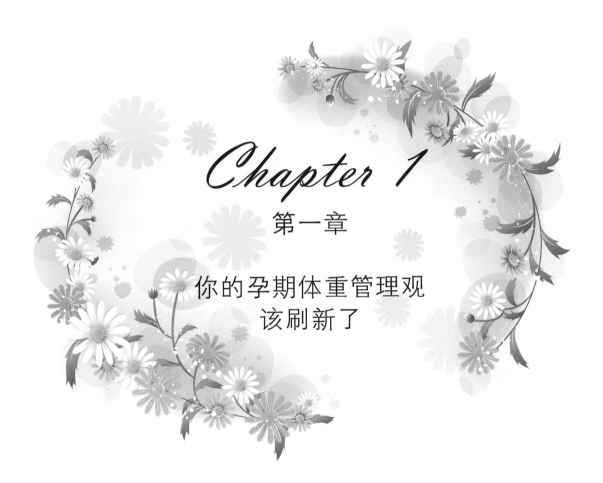

Chapter 1

第一章

你的孕期体重管理观
该刷新了

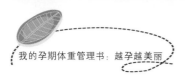

 # 营养饮食管理是一次身体力行的胎教

孕妈妈在怀孕期间要"补"是天经地义的，孕妈妈吃下去的是营养，用来给宝宝长身体，跟胎教有什么关系呢？

营养胎教早知道

身边有没有同事或亲友家的小孩，三四岁了不爱吃饭，一到吃饭的时候爸妈追着满地跑？一说起吃饭的事儿，家人都愁得不得了。有没有？肯定有！宝宝怎么不爱吃饭呢？这个习惯是怎么来的？宝宝的饮食习惯是什么时候定型的？一岁左右！没想到吧？你或许会说，一岁不刚开始吃饭吗？怎么就成了习惯？可是你别忘了，胎宝宝在妈妈肚子里就"吃"了一年"饭"，出生以后又吃了一年，养成习惯两年足够了吧？宝宝不爱吃饭的习惯是谁教出来的呢？

吃饭也是胎教，这叫作营养胎教。

营养胎教有充分的科学依据。

第一，胎宝宝有味觉，胎宝宝的味蕾在孕早期就发育了。在孕中期发育基本完全了，味蕾已经可以感受不同的味道，胎宝宝更喜欢甜味，而对苦味表现出反感的表情。同时其嗅觉感受器也已经开始发挥作用，可以将羊水里的味道都牢牢锁定在自己的味觉系统中，一出生将派上用场：识别妈妈、找到乳头，以及判断食物安全性。如果是从来没有在妈妈肚子里感受到的味道，那么他将拒绝接受。

第二，胎宝宝在母体中，与妈妈的血液循环是联通的，胎宝宝的营养通过胎盘的血液交换从妈妈这里得来。妈妈血液中营养素的成分和含量，血糖变化的水平和节律，也是随着血液流动传递给宝宝的。因此，妈妈吃的饭就是胎宝宝"吃"的"饭"，妈妈在孕期吃饭的同时也就是在"教"宝宝如何吃饭。营养胎教的内容包括食物的搭配、口味的选择、进食的节律。科学研究已经证明，胎儿的味觉在孕期是不断地受妈妈影响的，也就是说，宝宝的口味天生随妈妈。妈妈们如果希望宝宝不挑食，在孕期就要管理好自己的饮食，这跟给宝宝听音乐、讲故事一样都是"教"啊！

古老又新鲜的营养胎教

营养胎教自古以来有之，北齐医生徐之才所著《胎产书》中叙述了胎儿在母体中每个月发育的特点和需要，提出了孕妇每个月所需的食物和营养，奠定了营养胎教的基础。唐代孙思邈的《千金方》中有《养胎》一篇，系统地阐述了妊娠饮食、居处的禁忌。元代儿科学逐步发展完善，朱丹溪在《格致余论·慈幼论》中指出，胎儿在母体中"母饥亦饥，母饱亦饱"，过饥过饱对胎儿发育均不利。明代医生徐春甫则说，"饮食清淡，饥饱适中，自然妊娠气清，身不受病"。古人养胎并不像电视剧里演的那样天天吃阿胶、燕窝，天天熬药，饮食起居都要随着季节气候不同而变化，不同体质的孕妈妈保养的方法也不同。古老的中医理论自《黄帝内经》起，就特别强调天人合一、阴阳和合，健康与疾病处于动态变化的过程中。一个症状的出现绝不仅仅是单一的，而是和其他的脏腑经络相连，中医称之为"症候"。有的西药的成分单一，一种成分对应一种症状。而中药方包含十几味甚至几十味药材，郎中开一服药至多吃五天，然后要根据病情的变化重新改方子，治病的同时还要调理。现代人经常认为一个中医古方或是某种食物吃了就会有奇效，而忽视了自身的体质和生活习惯。这其实是对中医最大的误解。

还有一点非常重要，那就是中医认为防病大于治病。《扁鹊见蔡桓公》的故事人人都知道，现代人的通病"亚健康"基本上算是"君有疾在腠理"。大家都不认为这是病或者觉得就是点小毛病，而真正得病的时候，回头想想，大病都是由这些"小毛病"日积月累而来的。

好习惯从胎宝宝开始

健康的道理如此，习惯养成亦如此。大多做胎教的孕妈妈都有着长远的想法，希望能够尽早地开发宝宝的智力。出生后的早期智力开发就是胎教的延续。在胎儿时期，胎宝宝并没建立起主动的思维，胎宝宝的身体更多的是接受信息。孕妈妈摄入的营养素和血糖水平的变化，在遍布胎宝宝身体的血管中流淌，日复一日，胎宝宝会记住它。出生后宝宝依然会延续这个记忆，因为宝宝吃的是母乳，母乳的成分依然来自妈妈的身体。当某一天你突然发现宝宝"不爱吃饭"或是偏食的时候，你是否会想到，宝宝的习惯早已养成，而"始作俑者"就是你自己。好多妈妈会抱怨"宝宝不爱吃饭"，甚至为此求医问药，焦虑不安，这种焦虑会大大地影响亲子关系和日常的生活。妈妈自己都不知道什么是正确的饮食方式，你如何去纠正宝宝呢？宝宝真的很无辜！所以不要再去羡慕"别人家"的孩子吃嘛嘛香了，你也可以做到，从孕期开始吧！

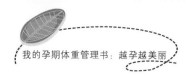
产后体重恢复快慢取决于正确的孕期体重管理

很多妈妈控诉生娃的不容易，其中有一大半的原因就是产后傲人的身材不再有。孕期补，月子补，补得太多回不去了。有位苗条的妈妈是模特，她很紧张地跟我说："我孕期只能长20斤！"我问为什么，她说："因为要保持身材啊，生完宝宝差不多就减下去10斤了，剩下10斤我好恢复啊！"像这位妈妈一样疑惑的人不在少数，而除了胎宝宝、胎盘、羊水之外的重量并不全是脂肪。如果你知道孕期体重该长多少，都长到哪里去了，你会发现产后恢复其实是一件简单的事。

不可不知的 BMI 指数

定义：BMI 指数（身体质量指数，简称体质指数，又称体重指数，英文为 Body Mass Index，简称 BMI）是目前国际上常用的衡量人体胖瘦程度以及是否健康的一个标准。在分析人的胖瘦是否会对健康造成影响时，BMI 指数是一个中立而可靠的指标。

BMI 指数 = 孕前体重（千克）/ 身高²（米），比如孕前 55 千克，身高 165 厘米，55÷1.65÷1.65=20.2，BMI 指数就是 20.2。大家可以对照下表，根据自己的 BMI 指数看看自己孕期增重的范围。

孕前 BMI 指数	孕期全程适宜增重范围（千克）	孕中、晚期每周适宜增重（千克）
＜ 18.5	14 ～ 15	0.51
18.5 ～ 23.9	12 ～ 12.5	0.42
24 ～ 27.9	9 ～ 11	＜ 0.3
≥ 28	7 ～ 8	＜ 0.22

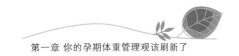

孕期体重涨多少

我们以正常体重指数（BMI 指数为 18.5 ～ 23.9）的孕妈妈为例，假设胎宝宝 3400 克，那么孕妈妈孕期的体重会有如下的增长：

胎儿	3400 克
胎盘	650 克
羊水	800 克
子宫	970 克
乳房	405 克
血液	1450 克
组织间液	1480 克
脂肪	3345 克
共计	12.5 千克

数字告诉我们，真正长的"肉"不过三千多克，而其他的重量都是因为胎宝宝的发育和孕期激素水平的变化而增加的。大家不容易想到的是子宫的重量增加、血容量的增加，以及由于孕激素水平高而导致的组织间液的增加，但这些是每一个孕妈妈都会增长的重量。宝宝出生后，胎儿、胎盘、羊水的重量就没有了，子宫会在产后 2 个月恢复到孕前的状态，血液和组织间液也会在月子里排出，那么剩下的重量就是增大的乳房和 6 斤多的脂肪。人类经过数百万年的进化，孕育的过程已经十分的精准和完美，这五六斤的脂肪实际上是给妈妈和胎宝宝储备的，妈妈在分娩的过程中要消耗能量，母乳喂养也要消耗大量的营养，适当的储备有助于新妈妈的恢复和哺乳。

如果新妈妈在月子没有大补特补营养过剩的话，加上母乳喂养，体重会在产后 2 个月左右自然恢复到孕前的水平。再加上一些针对局部的运动，恢复以前的身材并不困难。如果孕期和月子里体重过度地增长，积累了几十斤的脂肪，产后恢复的道路自然难上加难。

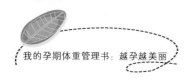

孕期体重管理不等于多运动或体重长得少

纠正错误的体重观

在这里要特别提醒的是，有的妈妈太在乎自己的体重，认为体重管理等于多运动或者体重长得少，产后立刻恢复到孕前的重量才是控制得好。也有的妈妈会觉得，宝宝的出生体重只要在 5 斤以上就行了，出生以后再长也不迟，宝宝小点儿好生嘛。这些想法也都是片面的、不合理的。

试想如果你生完宝宝马上就恢复了孕前的体重，按照孕期体重增长的规律，那就意味着你在孕期不但没有一点儿储备，体重反而还下降了 2.5 千克。不少孕早期的准妈妈因为掉了几斤体重，都会十分担心是不是影响胎宝宝的发育。客观地说，孕早期末的胎宝宝只有 14 克～ 15 克，对于营养物质的需求也小，即使准妈妈掉了几斤的体重，体内的储备也仍然能够供应胎宝宝的需求。而在孕中晚期，胎宝宝的体重会从十四五克长到三四千克，这样快速增长的阶段，作为胎宝宝所有营养唯一的来源，孕妈妈却少了 5 千克的体重，你不担心胎宝宝缺营养吗？你不担心产后恢复慢吗？没有足够的储备，生完宝宝没有奶或是奶量少，你还不知道原因吗？

孕期体重增长在 10 千克以下的孕妈妈，宝宝的出生体重多数都不到 3 千克。因为宝宝比较小，出生一般都很顺利，妈妈也会因为做到了顺产无侧切而高兴。但是宝宝出生以后，妈妈们要面对一个很大的压力，叫作"别人家的宝宝"。很多人习惯性地认为小孩子就胖嘟嘟圆滚滚的才好。宝宝出生即使按照正常的速度长大了，到了体重该翻倍的时候，你家宝贝 3 个月翻一倍到了 11 斤，但别人家的孩子已经长到 14 斤了。产后四五个月妈妈上班后背奶本来就很艰难，一旦有一两周宝宝没长体重，再加上哪个多嘴的咕噜几句"孩子瘦啊"，你觉得你的母乳战线够牢固吗？离全线崩溃还有多远？好不容易到了 6 个月你家宝宝追到 14 斤了，人家的宝宝又长了……母乳不够的结果有两个，一是加奶粉，二是加辅食，你又要担心奶粉对宝宝好不好，辅食会不会过敏。大自然给宝宝最好的粮食就是母乳，但是你想要把最好的给宝宝，就要提前去储备，宝宝出生以后还要不断地储备！

所以，体重管理不是减肥，适度地控制热量但不能缺少营养素的摄入。这是一个科学的体系，绝不是一句"少吃多运动"就能解决的问题。

通过下表查看自己的标准体重

临床中，体重低于 40 千克或者高于 85 千克都属于高危孕产妇，会增加怀孕期和分娩时的危险。

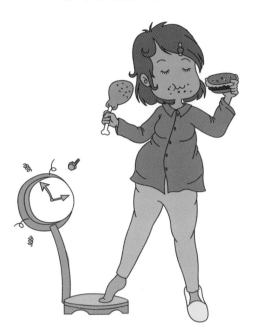

女子标准体重（身高单位：厘米，体重单位：千克）

年龄／身高	19岁	21岁	23岁	25岁	27岁	29岁	31岁	33岁	35岁	37岁	39岁	41岁	43岁
152	46	46	46	46	47	47	48	48	49	49	50	51	51
156	47	47	47	48	48	49	49	50	50	51	52	52	53
160	49	49	49	49	50	51	51	51	52	53	53	54	55
162	50	50	50	50	51	52	52	52	52	53	53	54	55
164	51	51	51	51	52	53	53	53	53	54	55	55	56
166	52	52	52	53	53	54	54	55	55	56	57	57	58
168	54	54	54	55	55	56	56	57	57	59	59	59	60
170	56	56	56	56	56	58	58	58	59	60	60	61	62
172	57	57	57	57	58	59	59	59	60	61	61	62	63
176	60	60	60	61	61	62	62	63	63	64	65	65	66

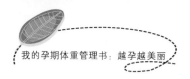

 科学的体重管理还需涉及作息模块

　　孕期体重管理其实包含三大核心模块，除了你所知道的营养饮食与科学运动外，还有一个重要的内容就是规律作息，主要包括的是饮食的规律和睡眠的规律。饮食的规律中有均衡、数量以及时间等内容，在本书中将通过各种形式来呈现和解读。在这里我们着重了解一下睡眠规律可能会对我们产生怎样的影响。

　　首先，孕妈妈晚睡可能影响分娩时间与方式。如今越来越多的孕妈妈都开始逐步建立了自然分娩的信心，大部分都知道孕期运动可能增强体质和体能，锻炼骨盆底肌，也知道学习呼吸减痛分娩法来加快产程、降低产痛，但并不是所有的人都知道，孕期睡眠不足还会导致分娩问题。

　　据美国研究小组发现，晚间睡眠少于 6 个小时的孕妈妈，剖宫产的概率是 8 小时睡眠的孕妈妈的 4.5 倍。患有严重睡眠障碍的孕妈妈不仅产程时间更长，而且剖宫产的概率更是睡眠正常的孕妈妈的 5.2 倍。因此，国外的妇产医院已经把孕妈妈的睡眠数量和质量纳入产前评估，以此作为分娩类型的潜在预测。

　　值得我们关注的另一个睡眠问题就是，孕妈妈晚睡还可能影响胎宝宝的大脑基础发育。胎宝宝在子宫里至少有 80% 的时间都在睡眠，这个黄金时间正是大脑迅速发育的重要时刻，孕妈妈睡得晚，胎宝宝势必休息不好，间接影响胎宝宝晚间大脑的生长。胎宝宝在孕期大脑的生长可是为一辈子的智力发育打基础哦！

　　孕中期的胎宝宝大脑智能发展的一个重要的体现就是，开始逐渐形成自己的作息规律与睡眠周期，这一时期与孕妈妈建立的胎教活动的规律越来越明确，每当到了定时定点的胎教时间，他会踢动小脚或舞动小手在肚子里提醒你："妈妈，跟我游戏的时间到了。"

　　胎宝宝与孕妈妈在孕期共同建立起来的作息规律也会带到出生后，夜猫子妈妈在宝宝出生后的灾难就是：你困到想死，但娃却死活不睡！

月子里的体重管理莫放松

重视孕期的营养储备

大家都很重视坐月子，认为月子里养好了以后才不会落下毛病。有些孕妈妈却忽视了孕期的储备，孕期营养素在孕妈妈和胎宝宝之间的分配是胎宝宝优先的，就是说当营养不够的时候，胎宝宝会把孕妈妈的营养抢走。如果准妈妈孕期体重少长了 10 斤，这 10 斤的营养要从哪里来呢？要由孕妈妈的身体付出！这才真正是"伤元气"的事情。妈妈生宝宝要消耗体力，出了月子还要继续哺乳，有的妈妈还希望喂母乳到宝宝一岁半。孕妈妈在孕期没有储备，身体已经在"亏"了，产后消耗更多，会不会"亏上加亏"呢？就算是月子里大补特补了，是否能补上过往 10 个月的亏欠？

拿大家都很关心的补钙问题来说吧，很多妈妈都认为孕期要补钙，而生完宝宝就不用补了，即使补也只是给宝宝补。这就大错特错了。产后要哺乳，母乳中的钙是不是也是从妈妈的身体里来的呢？宝宝出生以后越长越大，需要的钙也比胎儿时期要多，妈妈自己不补钙，又要通过母乳给宝宝钙，饮食当中摄入又不够，妈妈的身体会不会缺钙呢？中国人的饮食普遍缺乏钙质的来源，每天摄入量差不多只是标准摄入量的一半。有研究表明，产后半年，是新妈妈普遍骨密度最低的时候，因为哺乳的消耗，不排卵又缺乏雌激素，更会加重骨钙流失，这种下降要 2 ～ 4 年才能恢复。产后半年，当你拼命节食运动的时候，你可想过你的骨质在流失？随着年龄的增长，女性的骨质是不断在流失的，如果不能及时补上，就埋下了健康的隐患。

有的妈妈产后三四个月开始着急，为什么宝宝不长体重了？是不是我的奶水没营养了？答案是肯定的。对于纯母乳喂养的宝宝来说，营养唯一的来源就是母乳，很多妈妈偏食的习惯改不过来，出了月子就回到以前的饮食习惯上去了。就说不爱吃肉的妈妈吧，妈妈摄入的蛋白质不够，母乳中的蛋白质也不够，没有蛋白质，宝宝的生长自然受阻，光补钙是无济于事的。有位妈妈，孕期饮食比较单调，自己的体重控制得很好，宝宝出生不到 6 斤。妈妈一直坚持喂母乳，6 个月之前宝宝的生长曲线都保持在 50%，但 6 个月后降到了 15%。在宝宝的体重增长减缓之前，身高增长几乎停滞，头围的增长也比较慢。从 3 个月到 9 个月只长了 3 厘米。原因我不说大家也猜到了——营养跟不上！宝宝 3 岁以内，大脑处于飞速发育的阶段，这个时期大脑

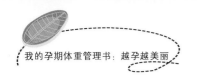

"吃不饱饭"，还能发挥聪明才智吗？

再回来说体重，瘦就是美吗？同等质量的脂肪和肌肉相比，脂肪的体积是肌肉的 4 倍。也就是说，如果你没有保持适当的脂肪和肌肉的比例，即使你的体重没变，你看上去也会变"胖"！这也就是很多妈妈在产后虽然体重恢复了，但会觉得自己变得"喧乎"了的原因。好身材是什么？穿衣显瘦，脱衣有肉，光是瘦可不代表身材好。体重管理归根结底不是看数字的事，而是饮食结构的调整、热量平衡的调整！让身体不囤积多余的脂肪，还要通过运动锻炼起漂亮的肌肉。合理的饮食能够让我们保持适当的热量，足够的营养素，再加上规律的运动，才能够数十年如一日保持身材，而不会担心体重的增加。

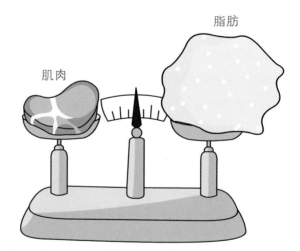

同等重量的脂肪和肌肉体积相差 4 倍，所以有肌肉更显瘦。

坐月子，要健康不要赘肉

说起坐月子，好多妈妈都会感到莫名的恐慌。在中国人的文化里，坐月子是件比天还大的事儿。各种禁忌，各种危险，各种月子病，让人觉得如临大敌。可是你换个角度来想想，生完了宝宝，你还是你，宝宝还是宝宝，孕期滋养了你和宝宝的那些食物，生完了就都不管用了？无论是月子还是平时，人体所需要的七大类营养素——碳水化合物、蛋白质、脂肪、维生素、矿物质、膳食纤维以及水都是不变的。孕期每天吃饭，产后就变成天天喝汤，天天喝小米粥，天天喝红糖水了，这样的做法显然是没有道理的。月子坐不好，的确会有些方面恢复不好，形

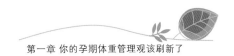

成所谓的"月子病"。所以我们首先要区分的是哪些问题是生活护理不当引起的，哪些是饮食不当引起的。新妈妈月子里不仅要注意饮食，也要学会正确的生活护理，才能恢复得好。

月子饮食的大原则依然是均衡。不需要你吃几个人的饭，而是控制总量，搭配合理，种类多样。中国居民膳食指南的推荐量是产后哺乳的妈妈每天比平时增加 500 大卡的热量，孕期的推荐量是增加 300 大卡（一碗米饭 200 克，热量大约是 213 大卡），所以孕妈妈在孕期是不需要吃"两个人的饭"的。孕期增加饮食，是因为孕妈妈要为胎宝宝提供长身体所需的营养，增加的热量主要是胎宝宝的需要，其中一小部分是孕妈妈需要的。产后的热量增加同样主要是为宝宝，宝宝长身体所需要的营养要全部从妈妈的母乳中获得，这部分比孕期还要多些，因为宝宝长大了。其中同样有一小部分是用来给准妈妈恢复身体的。一般的顺产妈妈会损失大约 300 毫升～ 400 毫升的血液，对于产前身体状况良好的大多数妈妈来说，是完全可以承受的。特别是在产后的一周，胃肠道还没有恢复正常的蠕动，中医上称之为"虚不受补"，所以产后不要马上大补特补，千万不要急于喝猪蹄汤。含脂肪太多的汤反而会引起乳腺管的堵塞，引发乳腺炎。妈妈喝了这样的汤，也会摄入过多的脂肪，母乳中脂肪太多了，也不利于宝宝的成长。

有妈妈问，如果我不喝汤，喝水行不行？这是个很好的问题。答案是行。虽说这个答案有点儿惊世骇俗，但是请大家跟我来想一想。汤是食材加水煮出来的，食材吃到肚子里，再喝水，成分跟煮出来的是一样的，因为没有经过长时间的炖煮，营养成分还保存得更完好！产后喝汤，主要作用是补充水分。中国居民膳食指南的标准是，每天摄入至少 1700 毫升的水。产后要给宝宝喂奶，出了月子宝宝的奶量会迅速增加，能达到 1000 毫升，甚至更多。自身需要的维持正常生命活动的水分，加上要通过母乳给宝宝的水分，产后的妈妈每天摄入 3000 毫升左右的液体量不为多。食物要吃下去才能供给我们营养，而不能全部用汤来代替。有些营养素能溶在汤里，有些则不能。母乳中供给宝宝的蛋白质等不溶于水的营养物质，仍然要靠吃下去而不是喝下去。

月子里的饮食禁忌，首先是那些油炸、烧烤、辛辣、质硬不易消化的食物，生冷并不是禁忌。比如水果，平时就吃常温的，产后两三天能正常吃饭的时候仍然可以吃常温的。一些可能引起胀气的食物，比如牛奶、豆类、薯类、花菜等，在产后头两三天先不要吃，胃肠道恢复以后可以正常吃。其次是那些有回奶作用的食物，比如韭菜、炒麦芽、花椒。再就是可能引起宝宝湿疹的食物，比如牛奶、鸡蛋、花生、鱼虾，宝宝出了湿疹先不要急着用药，新妈妈的饮食

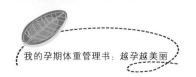

中有这些成分，可以试着一样一样地停掉，找出引起宝宝湿疹的食物，暂时先不吃，3个月以后再试着加上。宝宝到那时过敏的概率会大大地降低。不从内部找原因，仅仅靠外用药，解决不了根本的问题，还可能会让宝宝持续过敏的状态，身体受到损害。最后是补品，中药补品是大家最先想到的，建议妈妈们用药之前去看医生，用哪种，用多少，都不可以乱来。

月子对于新妈妈很重要，月子的护理也是一个全方位的工程。饮食、睡眠、哺乳、运动、情绪都需要妈妈们提前去学习和了解。哪些是自己需要的，哪些是自己不需要的，该怎么做，习俗到底错在哪里了，必须通过学习来了解，不能盲从。

体重管理是自我健康管理的一部分

你敢说自己健康吗？

2011年10月1日，丹麦领先全球开始征收脂肪税，以减少国民对脂肪的摄入量。听上去好笑，但是你可知道21世纪人类健康的第一大杀手是什么？随着生活水平和医疗水平的提高，人类并没有远离疾病的威胁，而且疾病开始危害我们的下一代。

20世纪六七十年代，威胁人类健康的最大敌人是冠心病，到了八九十年代，癌症高居榜首。21世纪心脑血管疾病成为第一大杀手。引起心脑血管疾病的高血压、高血脂、高血糖——三高的源头正是肥胖。因此体重不仅仅是一个外在形体美的指标，还是一个健康的指标。无论男女老少，在一生当中的任何时期都应该保持适当的体重。体重的意义并不仅仅是一个数字，而是健康。

人人都把健康挂在嘴边，但是如果我问你什么是健康，你是否能回答出来？世界卫生组织对健康的定义具体细则如下：

1. 有足够充沛的精力，能从容不迫地应付日常生活和工作的压力而不感到过分紧张。

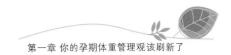

2. 处事乐观，态度积极，乐于承担责任，事无巨细不挑剔。

3. 善于休息，睡眠良好。

4. 应变能力强，能适应外界环境的各种变化。

5. 能够抵抗一般性感冒和传染病。

6. 体重得当，身材均匀，站立时，头、肩、臂位置协调。

7. 眼睛明亮，反应敏锐，眼睑不易发炎。

8. 牙齿清洁，无空洞，无痛感，齿龈颜色正常，无出血现象。

9. 头发有光泽、无头屑。

10. 肌肉、皮肤有弹性。

健康包括心理的健康和身体的健康，其中前四条为心理健康的内容，后六条则为生物学方面的内容（生理、形态）。第六条说的就是体重。不看不知道，相信你看了这些细则之后，或多或少会明白，你挂在嘴边的健康和真正标准的健康是有差距的。

当你吃着垃圾食品，经常熬夜，手机、电脑不离手，天天做着毁伤身体的事情，也会说健康当然最重要啦！或许你舍不下零食甜点，或许你舍不下爱看的电视剧，或许你不得已天天加班熬夜，每次都说，等我有时间吧。但，一旦熬病了，悔之晚矣。

孕期体重对宝宝及其子代的健康有决定意义

20 世纪 80 年代，英国杰出流行病学家戴维贝克教授（David Barker）发现，英格兰和威尔士 1968 ～ 1978 年冠心病死亡率的地区分布与四五十年前（1921 ～ 1925 年）这个地方新生儿死亡率的地区分布出奇的一致。科学家们以此为基础开展了一系列的群体追踪研究。这些研究发现低出生体重和婴儿期低体重与一系列成人疾病，如高血压、2 型糖尿病和血脂代谢异

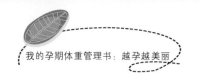

常等指标有联系。根据这些发现，贝克教授提出冠心病、糖尿病等成人疾病来源于"胚胎"，这就是著名的"多哈理论"（DOHaD，Developmental Origins of Health and Disease），即"健康与疾病的发展起源"。

　　胎儿会对子宫内不良发育环境做出反应，胎儿本身的代谢和器官的组织结构会发生适应性调节。如果营养不良得不到及时纠正，这种适应性调节将引起包括血管、胰腺、肝脏和肺脏等组织与器官在代谢结构上发生永久性改变，进而演变为成人期疾病。生命早期 1000 天正是这个改变发生和变化的关键时期，包括从孕期一直到宝宝满 2 岁之前的这段时间。如果营养失衡得到纠正，宝宝的细胞可以恢复正常的发育。反之，则细胞会发生永久结构的改变。这一漫长"程序化"的变化可以被许多后天的环境因素放大，增强和加快成人疾病的发展过程。随着研究的深入和发展，"胎源"假说的范围也得到拓展，不只胎儿对子宫内环境的反应对成年后的健康有影响，一些疾病尤其是一些慢性病，如糖尿病、骨质疏松、多囊卵巢综合征、精神分裂症，这些疾病还会继续传下去，影响第三代、第四代。

　　人们常说高血压、糖尿病是"富贵病"，但在某种程度上又是"贫穷病"。生命早期如果某些营养物质缺乏，胎儿在子宫会形成一个机制来习惯对付"终身贫困"，胎儿的身体会根据子宫内的营养缺乏做出适应性调节，养成尽量多吸收和储存能量的"习惯"。这种多吸收和储存能量的能力使这个宝宝在出生后很容易造成营养过剩，增加患高血压、糖尿病等成人疾病的危险。数据显示发现，近一半的儿童时期高血压会发展为成人高血压，而且与成年后发病的高血压病人相比，他们更容易成为中、重度高血压病人，同时更早出现心、脑、肾等损害。肥胖也存在类似的现象，人体的脂肪细胞一旦增加便无法减少，婴儿期是脂肪细胞增生的活跃期，婴儿肥胖大约有 20%～ 30%会延续至儿童期甚至成人。

　　中国现在已经成为糖尿病"大国"。数据显示，现在患糖尿病的群体中，很多人由于出生于饥荒年代，物质条件落后，造成营养匮乏，在胎儿时期身体启动了"节俭基因"，把吸收的营养成分尽可能转化为脂肪储存以应对"饥荒"。这本来是自然选择的胜出，但在生活条件好转以后，反而使得他们过度地吸收营养，体重并没有达到肥胖的标准甚至是偏瘦就已经得了糖尿病。接下来的一代，妈妈在进入生育高峰后，出现了高比例的妊娠期糖尿病。这就是多哈理论的再次验证。

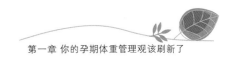

　　胎儿在母亲子宫内发育的 10 个月，与人的整个生命周期相比，是很短的，但却无比重要。由于胎儿对各种不良影响的反应最为敏感，胎儿期的不良刺激会对人的身体产生终身的作用，儿童疾病可能延续至成人。如果我们没有意识到这一点，同样饮食和生活习惯代代相传，就会出现一个个患病的"家族"。所以，孕妈妈的饮食不仅仅是为宝宝吃，为自己吃，还会影响到第三代、第四代人……可以说孕妈妈的健康影响着整个家族！

 体重管理的结局并非百分百顺产

　　有很多准妈妈在进行体重管理的过程中总会出现一种句式："我都这么辛苦地管住嘴迈开腿了，如果你不能让我顺产……"这句话的逻辑问题就好像，你买了一件极美的衣服，你要求店主保证谁见了你穿这衣服都会赞美你，两者之间其实没有绝对因果关系。

　　孕期体重管理的核心目标，一方面是帮助你与宝贝在整个孕期营养均衡，拥有一个健康和智慧的身心；另一方面是把孕妈妈和胎儿的体重控制在标准之内，为顺利分娩和出生后的良好成长打下充分的基础。

　　客观来看，顺产并不一定会成为体重管理的最终结局。因为是否能够顺产，是与其他四个基础条件正相关的：第一是妈妈的身体条件，包括骨盆、妊娠并发症等多类原因；第二是胎儿的大小、位置等原因；第三是产力，妈妈在分娩过程中身体各重要部位的肌肉是否能够持续支持分娩所需要的力量；第四是精神因素，很多妈妈前三个条件都非常好，但极度恐惧或其他的情绪和想法的干扰，也无法达成顺产。

　　也许，有的孕妈妈可能又会生出一个极端想法：那我管理体重有什么用？

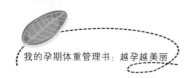

如今，肥胖问题不仅已经成为我们巨大的健康隐患，更重要的是"肥胖问题"是全球抑郁症人群中占比第一的诱因。此刻，我想告诉你的是，"管理体重"是我们对自己在孕产期以及未来生活的一个重要的且有着高回报率的投资：孕期体重控制得好，短期可见的是产后恢复迅速，让你信心百倍做辣妈；中期可见的是，产后数年的肥胖发生率也会明显偏低，仅在体形上就会比同龄女性更显"年轻态"，更美、更有活力。

妈妈的饮食习惯决定一个民族的素质

中国古代的婚姻特别讲究门当户对，除了面容姣好，夫家还会考察女子的德行、女红等。虽说古代的标准有所偏颇，但是母亲的素质决定孩子的素质却是大家公认的。为什么这么说呢？妈妈的子宫是宝宝的第一所学校，宝宝在这里并不只是长身体，就拿父母们最关注的事情之一——智商来说，48%决定于宫内环境，宝宝的大脑发育直接和孕期营养相关。科学家们做了大量的研究显示，孕期摄入叶酸充足的妈妈所生的孩子，9岁时认知水平较高。孕早期铁的缺乏则会影响海马和纹状体的神经细胞代谢，对认知能力的影响持续到成人期。孕早期孕妈妈缺碘，孩子8岁时语言智能、阅读准确性、阅读理解的发展都会受到影响。孕16周时孕妈妈体内游离胆碱的水平与18个月大婴儿的认知水平相关，与孩子7岁时视觉记忆能力相关。孕期和哺乳期摄入充足的DHA能够使儿童4岁时拥有较高的智力和视力，5岁时保持较长久的注意力，7岁时具有较强的顺序处理能力。脑中的叶黄素和玉米黄素能够提高颞叶信息的处理速度……宝宝聪明的大脑和健康的生活都与妈妈的饮食有关。知道了这些，妈妈们还敢乱吃吗？

孕妈妈几乎是每个家庭的焦点，孕妈妈的饮食会自然地影响到其他家庭成员，而孕期饮食的均衡、定时定量等基本原则也同样适用于其他家庭成员。孕期和哺乳期是妈妈最注意饮食的时期，经过这么长时间的调整，准妈妈和全家人都会适应新的饮食习惯，全家健康指数都会因为这个特殊的时期而得到提升。

2004 年，北京城乡 1 万名 6 ～ 18 岁少年儿童中，有 135 个糖尿病前期患者，确诊糖尿病者 57 人。这个数字自 20 世纪 80 年代起，每过 10 年就翻一倍。

2010 ～ 2011 学年，北京市中小学生肥胖率高达 20.7%，即每 5 名中小学生中就有 1 人体重达到肥胖状态，并在上一学年基础上继续上升了 0.37%。肥胖已经成为中小学生仅次于视力不良的第二大健康问题。

2012 年，对北京市 401 名肥胖儿童调查发现，肥胖合并高血压、非酒精性脂肪肝、空腹高血糖和血脂异常的比例分别为 30.1%、46.0% 、50.2% 和 46.0%

2013 ～ 2014 学年，北京市中小学生肥胖率为 15.6%，视力不良占 60.7%。

百年前因为国家贫弱，鸦片惹祸，我们曾被人称为"东亚病夫"。百年之后的 21 世纪，我们喊着："少年强则国强。"而孩子们还没成年已然"三高"了，怎能不让我们心忧？

胖会带来"三高"，瘦也有隐患。一个妈妈带着十几岁的女儿四处求医，因为女儿身体极瘦，怎么吃都胖不起来。最后找到一位著名的专家，妈妈诉说自己很注意营养，但是专家却从病史中找到了疑点，孩子小时候一吃鸡蛋就哭。专家给孩子做了过敏实验，结果孩子对蛋黄严重过敏。妈妈拿着报告单哭得昏天黑地，为了增加营养，她每天逼着女儿吃 2 个鸡蛋！无法想象，孩子十几年是如何每天忍受着身心双重的痛苦，更无法想象，整个消化功能被严重破坏，这样的影响在孩子未来的人生中又会造成怎样的后果！本该灿烂幸福的童年和花季，却被一个顽固的偏见毁了——鸡蛋最有营养。如果妈妈多一点科学喂养的知识，能识别过敏的表现，如果妈妈多一点营养学知识，知道鸡蛋的营养可以用其他食物来代替，这样令人心痛的人间悲剧是不是能再少一点，再少一点？

你心忧吗？

你心痛吗？

这些令人心忧和心痛的事情都是怎么造成的？一个字：吃！所以请大家记住，健康是每个

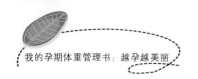

家庭要教给孩子的必修课。作为新时代的父母，营养学也是你们的必修课！体重管理并不是让孕妈妈减肥，或是体重少长，自己美美的就达到目的了，真正的目的是让妈妈们懂得营养学，学会如何正确地吃饭，学会如何正确地给宝宝吃饭。

日本人的平均寿命是 86 岁，中国人只有 73 岁，日本人的健康寿命和平均寿命相近，而中国人的健康寿命只有 50 岁。日本的孩子从小就接受健康饮食的教育，即"食育"，而你看看周围，小区里、公园里、早教机构里，宝宝们一边玩一边被大人一口口喂个不停，饼干、水果、洋快餐，宝宝吃下去了大人才觉得放心，而并不去想这些食物是不是真的是宝宝长身体需要的。中日健康寿命差距是 36 岁，那就意味着，中国人从 50 岁开始就要不停地跟医院打交道了！你愿意从 50 岁起，就三天两头跑医院吗？在你看不到的未来，你希望宝宝的老年也是在医院的病床上度过吗？

所以，

知识 ≠ 素质

学历 ≠ 素质

财富 ≠ 素质

什么是素质？请准备或即将成为父母的你们思考，深深地、深深地思考。

Chapter 2
第二章

孕期体重控制
四大秘诀 V.S. 五大误区

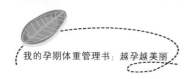

 秘诀一：学会管住嘴、科学迈腿

管住嘴，迈开腿，这句话谁都会说，但是为什么体重还是不受控制呢？原因是——知道要管，但不知道如何管。

首先，让我们来看看大家平时控制体重的误区吧！

 误区 1：不吃主食能控制好体重——"米饭君"很冤

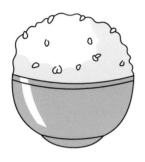

"主食＝胖！你是这样看的吗？"

"当然了！"

"为什么呢？"

"因为主食热量高，控制热量＝控制体重。"

"那么什么食物热量低呢？"

"水果？粗粮？瓜子？"

……

按照营养学的标准，孕妈妈每天需要 250 克～ 300 克的主食。这里的主食量指的是没有加水做熟之前的重量。中午一餐至少要吃 75 克的生米，加水煮成米饭大约是 200 克。

"天哪，200 克，这哪里是一碗米饭，简直就是一座大山啊！我还是吃个苹果代替吧，要不我吃个玉米代替吧……"

那么，请看它们真正的热量：

种类	重量	热量（大卡）
一碗米饭	75 克大米加水蒸熟成 200 克米饭	228
一个中等大小的苹果（直径 8 厘米）	260 克苹果去核剩 200 克果肉	135
一个大苹果（直径 10 厘米）	420 克苹果去核剩 320 克果肉	220
一个鲜玉米（长 20 厘米）	300 克玉米去核剩 138 克玉米粒	319
炒葵花子一把	50 克葵花子去皮剩 26 克瓜子仁	308

对啊，苹果就是热量低，差 92 大卡呢。

消耗 1 千克脂肪需要减少 9000 大卡的热量，减少 91 大卡的热量能消耗 11.9 克脂。不错啊！会很有效吧，坚持一段时间吧！

但是，

直径 8 厘米的苹果这么小？待会儿饿了怎么办？

再来一个苹果？

不行，热量又比米饭多了。要不吃个大苹果吧，吃饱就行了，孕期反正不减肥。

整个孕期你能每天都用水果来代替米饭吗？

血糖会不会高呢？

你能一辈子都用水果来代替米饭吗？

……

所以，多少人节食节得那么痛苦，为什么不管用呢？因为方法不对。仅仅是减去了自认为"高热量"的主食，吃的其他东西又不能控制重量，热量反而超标了。这种做法在孕期更是不可取，当没有足够的主食来供应身体的能量时，身体会分解蛋白质来供能，就会影响到供给胎宝宝发育的蛋白质，还会影响孕妈妈产后身体的修复。

区 2：不吃甜食能控制好体重——"青菜君"能否胜任

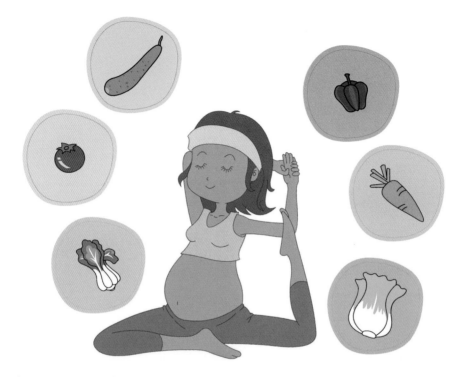

甜食＝热量＝胖！你是这样认为的吗？

首先，我们来看吃甜食为什么容易发胖。甜食里面确实有很多糖分，当身体摄入了很多糖分，血糖会迅速地升高，胰岛细胞就立刻开始工作，分泌胰岛素。胰岛素的作用是把葡萄糖转化为糖原和脂肪酸，从而降低血糖。甜食吃得过多，脂肪酸就和合成得多，脂肪细胞的体积变大，自然就胖了。

但是，为什么不吃甜食了仍然胖？因为不是只有甜的食物才会使血糖升高。我们日常生活中甜食中的糖大多是蔗糖，属于碳水化合物中的单糖，淀粉则是多糖类，大多在主食当中，吃了米饭和面条血糖也会升高。

"好吧我不吃主食了！啊，不行，刚刚说过不能不吃主食。"

脂肪也有升高血糖的作用，而且比主食还要强。

"好吧我也不吃肉了！啊，不行，会缺乏蛋白质。"

22

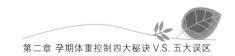

水果里还有糖。

"我也不吃水果了……"

这些你都不吃了那会怎么样？

有没有吃完了血糖不升高的食物？

每种食物都有一个升糖指数，只不过高低不同。食物的升糖指数大体可分为高、中、低三类，葡萄糖的升糖指数是100，常见的高升糖指数的食物有西瓜、香蕉，主食类的食物基本属于低到中等，青菜的升糖指数很低。

"我多吃菜不行吗？"

多吃是多少呢？你天天顿顿都只吃菜吗？

……

接着又陷入了误区，热量不足，缺乏蛋白质等。如果你坚持每天都只吃点儿蔬菜，那我相信你会瘦下来，但一定伴随着营养不良，满脸菜色，哪里还有美丽可言呢？

很多准妈妈在孕期因为怕糖耐量检查过不了关，会很控制甜点，甚至连水果都不敢吃。实际上血糖对于我们很重要。血糖每天有周期性的变化，血糖低了，提醒我们赶紧吃饭；血糖高了，会有饱腹感。胰岛素随着血糖变化，增加细胞对葡萄糖的利用，促进蛋白质的合成。这是人体复杂的生理机制之一，不能为了控制体重从单一的某个环节去打断。

 误区3：不吃晚饭能控制好体重——"挨饿君"你能坚持多久

吃晚饭容易胖！你是这样认为的吗？

对于一个习惯吃晚饭的人来说，某一天突然开始不吃了，他的第一感觉是——饿！这是人体本能的感觉，午饭以后七八个小时，胃已经空了，血糖的水平低于正常，你自然会感觉到饿。饿的结果有以下几种：一种是扛了一阵子扛不住了，到了九十点去吃夜宵。在那个时间吃下去的东西就是给自己增加脂肪的，因为吃完以后很快就睡了，没有热量的消耗。一种是扛不住了又不想吃饭，结果吃了水果或者点心。刚才说了，一个大点儿的苹果热量接近一碗米饭，点心

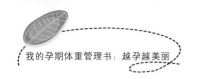

的热量只会更高，所以并没有明显地减少热量的摄入。还有一种是半夜饿醒了起来吃东西，选择的基本上也都是面包、甜点甚至饮料，不仅影响睡眠还搞坏自己的胃。即使坚强地挨到了第二天早上，饥肠辘辘的你还能不吃早饭吗？很多姑娘都说："我早上是被饿醒的，早饭我就得吃好多，吃完了又后悔……"

也有姑娘坚定地说："我不吃晚饭两个月确实瘦了！"可以说靠着坚强的毅力饿瘦，的确是瘦了，但是这样的瘦是因为热量减少，当热量不足的时候身体会分解蛋白质去供应能量。所以这样瘦的结果是身体损失了蛋白质，或者说你不仅减了脂肪，肌肉也减少了，脸和胳膊都松弛了，脸上的皱纹都出来了，这样美吗？

还有，你能永远都不吃晚饭吗？通常回答都是黯然神伤："我只要一吃就反弹。"所以又回到了错误的怪圈，不吃或少吃，坚持不下去，总是减肥，总是失败。长此以往，身体的能量摄入不足，蛋白质缺乏，维生素、矿物质、微量元素不断流失，各种亚健康症状也就出现了。

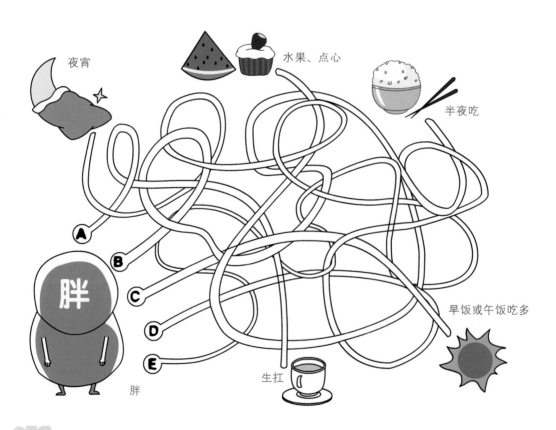

误区 4：日行一万步能控制好体重——"关节君"会提前退休

步行，是孕妈妈提到最多的一种运动方式，步行是一种很好的健身方法，在孕期步行可以提升准妈妈的心肺功能，舒缓紧张的情绪，同时还可以增强体力，在孕期特殊时期，步行是比较安全的一种锻炼形式。

但是要作为一种有效控制体重的方法而言，步行显然是不够的，同时由于孕期身体特殊的周期变化，步行的方式和时间也要有所调整。伴随孕周的增加，子宫越来越大，将会对骨盆、腿部、脚踝，尤其是膝盖造成较大的压力。由于孕期体重的增长和子宫的压迫，孕妈妈在不行走时都会对身体造成强大的负担，而如果这个时候过多地行走和站立，会造成膝盖更多的负担与压力，同时会加重孕期腿脚部区域的水肿，严重的会引发膝盖和脚踝的疼痛，造成膝盖受损。

老话说"人老先老腿"。关节，作为我们腿部重要的组成部分，因为我们的不了解没有妥善保护，反而在孕期过度使用造成不必要的损伤，实在得不偿失。

在此之前我接触过一些孕期只散步作为运动的准妈妈，由于体重的增长过多，她们每天散步的时间有 2 个小时，甚至更长，有的一次性步数达到了一两万步，这样的行走方式是非常不可取的。随着孕周的增加，站立和行走的时间要减少，孕期更多选择全身性运动，让脊柱平衡并且释放身体压力的体式和动作。所以在孕期选择运动时，要通过专业的机构和老师进行指导，一来保证我们和宝宝的安全性，二来可以在安全的前提下，不仅让运动充满乐趣，也让运动滋养和强壮我们的身体，而不是无知无觉的伤害。

误区 5：吃撑多运动能控制好体重——脑细胞伤不起

2015 年春晚，央视花旦李思思产后的闪电恢复，让所有新妈妈震惊了。大家只看到了结果，却不知道辣妈李思思的孕期是如何通过多元化的运动方式控制体重的，是如何按孕期科学营养要求均衡饮食的，更不知她在产后也是依照科学的产后饮食进行严格调整的。当然，我们知道！

为了效仿明星妈妈，越来越多的孕妈妈进入孕期疯狂运动的模式。以为吃多了，连续运动

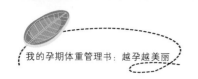

2 个甚至是 3 个小时就能把吃多的热量从身体里 "吐" 出去。

其实，你不知道的事情还有很多，比如，孕期运动过量，对胎宝宝而言意味着伤脑、伤身甚至会伤性命。更重要的是，孕期体重管理系统中，科学运动只是其中的一环，另外两大重点还有均衡饮食和合理作息，而睡眠问题也会改变分娩结局。

美国妇产科学会（ACOGE）明确要求要将孕期女性的运动心率控制在最大心率——实际年龄的 70% 以下，且随着预产期的临近而逐渐放缓，每次时间控制在 30 ～ 60 分钟，且必须遵循四大原则。

＊适度（合适你自己身体所能承受的运动强度和运动体式）

＊有氧（保证在运动过程中有充足氧气，保证你与胎宝宝的需要）

＊定时（每次持续运动的有效时间，以及分段运动应当保证的休息时间）

＊练习（孕期运动需要长期坚持才能获得最佳效果）

上述这些孕期运动标准，在美国、加拿大、日本、韩国等国家也都是孕期女性科学运动必应遵照的科学标准。

孕期运动过量可能导致三大危险，请孕妈妈时刻谨记，你有责任和义务对胎宝宝的生命安全负责。

【危险 1：运动过量可能会导致子宫胎盘换气不足】换气不足时胎宝宝的心率会不规则，氧气不足对胎宝宝造成的潜在压力意味着胎宝宝可能面对生命安全的挑战。

【危险 2：运动过量会让准妈妈自体温度过高】虽然子宫内环境有自调节温度的智能机制，可过量运动会破坏其稳定性，自保机制就可能会失效。孕妈妈的体温每升高 1.5℃，会使胎儿脑细胞的增殖发育停滞。上升 3℃ 就有杀死脑细胞的危险，这些损伤通常不可逆。

【危险 3：运动过量导致胎宝宝发育受限】运动过量也意味着母体过度消耗，带走了胎宝宝体能、智能发育所需的葡萄糖和蛋白质等重要营养物质，孕妈妈孕期体重合理可以帮助胎儿完善脑发育，换句话说胎宝宝的智商随着体重的增加而增加，当然这个增加保持在 10 斤 ～ 25 斤是非常完美的。过犹不及！

每当我劝告孕妈妈不要过量运动时，有些孕妈妈会说："我孕前就一直运动，没关系的。"可是，她却没有想到，自己早已成熟的心肺系统也是经历了很长一段适应与练习才习惯了一定

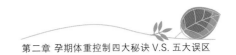

量的运动负荷，可是胎宝宝的这些生理系统还在长成中。

爱宝宝就给他最安全的爱。每位孕妈妈，都有责任与义务做好宝宝的 360 度安全卫士。

看了上面的五个误区，我想你已经明白了为什么控制体重是让很多人头疼的事，就是因为错误的概念造成了错误的"管嘴"方法，单纯地认为控制热量等于控制体重，但有并没有真正地减少摄入的热量，或是无法长久坚持下去。体重的增减由热量的摄入和支出是否平衡来决定，摄入的热量从饮食而来，支出主要取决于运动。健康的身材叫作"穿衣显瘦，脱衣有肉"，想要身材漂亮需要有一定的肌肉，肌肉和脂肪的比例恰当，才能称得上是健康又漂亮的身材。所以只有饮食和运动都科学，才能做到我的体重我做主。运动也并不等于出很多汗，运动的方式、节律、强度都有一系列科学的数据可依。特别是孕期，孕妈妈的身体会在各种激素的影响下发生巨大的变化，关节韧带松弛，运动过度很容易造成损伤，过度的运动对胎宝宝也是一种不良的刺激。

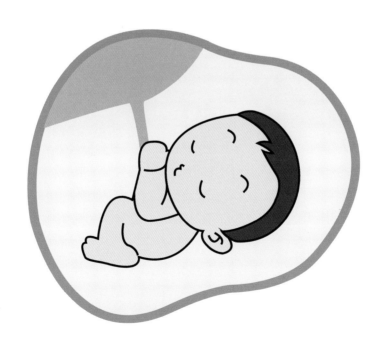

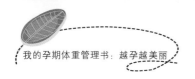
🐦 秘诀二：均衡为王，每天 30 种

孕期饮食的第一大法宝是均衡。

说到均衡，又是一个常挂在嘴边、好说不好做的词。均衡的标准是什么？每天摄入五大类 30 种食物。自己的饮食均衡与否，大家可以参照下面这张图片，这是中国居民膳食宝塔图，自下而上的每一层都是我们每天要吃的五大类食物。

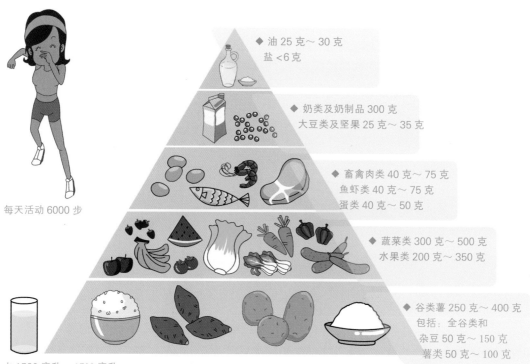

每天活动 6000 步

水 1500 毫升～ 1700 毫升

◆ 油 25 克～ 30 克
　盐 <6 克

◆ 奶类及奶制品 300 克
　大豆类及坚果 25 克～ 35 克

◆ 畜禽肉类 40 克～ 75 克
　鱼虾类 40 克～ 75 克
　蛋类 40 克～ 50 克

◆ 蔬菜类 300 克～ 500 克
　水果类 200 克～ 350 克

◆ 谷类薯 250 克～ 400 克
　包括：全谷类和
　杂豆 50 克～ 150 克
　薯类 50 克～ 100 克

很多妈妈都问过同一个问题："怀孕了吃什么好？"答案是吃什么都好，大自然给人类的食材都是好的，不好的是错误的烹饪方法和错误的搭配。比如炸鸡是垃圾食品，但是这块鸡肉在成为炸鸡之前是很好的东西。豆浆好吗？好！鸡蛋好吗？也好？豆浆冲鸡蛋就不好了。

人类每天所需的五大类营养素，细分的话有 100 多种营养素。其中有的物质需要量比较多，比如主食，需要 250 克，而有些却很少，比如微量元素，量少的不过几微克。但是哪一种缺乏都会出现营养素缺乏的症状，所以没有哪一种比另一种更好之说。食物都有不同的营养成分，也没有哪一种食物包含人类所需要的所有的营养素，所以才需要尽可能多的种类。当我们每天能够摄取 30 种以上的食物时，并且多选取高营养素密度的食物，人体所需的全部营养都可以从食物中得来。

你的饮食均衡吗？

"我不挑食，什么都吃。"

"我挺注意种类的。"

"我没多吃啊。"

"我觉得我吃得差不多。"

你是否真的数过自己吃的种类？

你是否真的称过自己所吃的食物到底有多重？

膳食平衡宝塔图随处可见，放在这里重点是要大家看旁边的数字，你在看完这本书的秘诀二和秘诀三之后，形容自己饮食应该不再是我吃得不多或者我吃得差不多，而应该是——我今天吃了 250 克主食、250 克水果、500 克蔬菜……数字才是重点，如果无法用数字来衡量你的饮食，那么可以说你并没有真正关注过自己的饮食，你也没有真正规划过自己的饮食结构。

孕中晚期的妈妈每天的饮食当中应该有以下内容：

谷类	250 克～ 300 克（全谷类和杂豆占 1/3，薯类 50 克）
鸡蛋	1 个～ 2 个（建议早晨吃 1 个）
瘦肉	100 克～ 150 克 （包括动物肝脏、鱼、虾）
蔬菜	400 克～ 500 克（绿叶蔬菜应占 2/3）
水果	200 克～ 300 克
牛奶	250 毫升～ 500 毫升
豆类	15 克（大豆 15 克、豆腐 60 克～ 100 克）

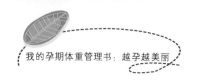

除了这些最好还有不少于 1700 毫升的水。在每一个大类当中，可以尽可能多地选择种类，比如粗粮，经典搭配就是八宝粥，一碗粥当中可以有七八种甚至十余种杂粮，大大地增加了食物的种类。比如蔬菜，炒油菜就是一种，而如果用六七种蔬菜拌一个蔬菜沙拉，种类又增加很多。调味品的油、盐、酱、醋、葱、姜、蒜都算是种类，所以一天摄入 30 种食物并不是天文数字。

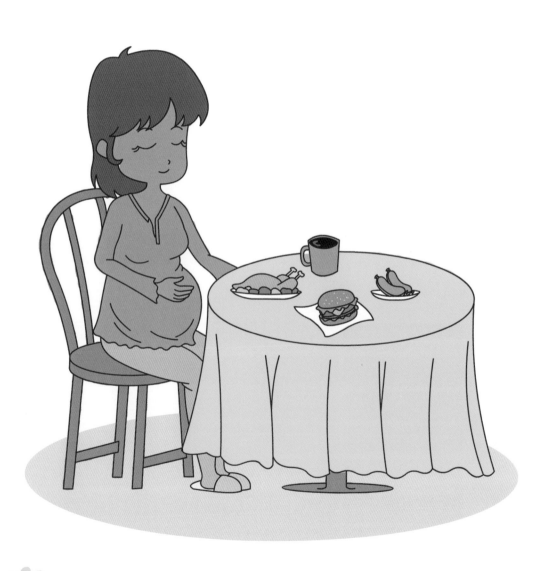

秘诀三：定时定量，一举两得

孕期饮食的第二大法宝是定时定量。

定时好理解，就是按时吃饭。按时——还是一个好说不好做的词。

你早饭几点吃？

"我赶着上班，来不及吃早饭。"

"九十点吧！起晚了就不吃。"

你中饭几点吃？

"不一定，开会晚了就得下午两三点了。"

"早饭 10 点多才吃，中午就不吃了。"

你晚饭几点吃？

"不一定，我们一加班就到晚上七八点，9 点以后吃夜宵呗！"

"我自己一个人在家就不吃。"

定量则有两层意义，一是每天按照膳食宝塔吃够每一大类营养素的食物，二是每一餐都吃差不多的量。换句话说，就是不暴饮暴食。

为什么要定时定量，请大家看下面两张图。

暴饮暴食型血糖及精神状态变化图

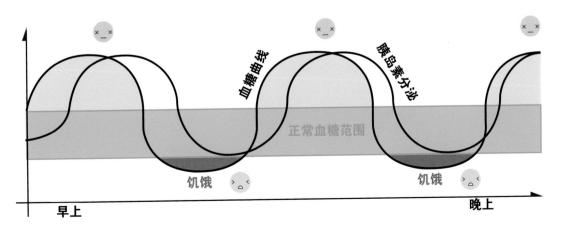

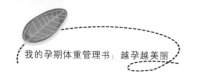

定时定量型血糖及精神状态变化图

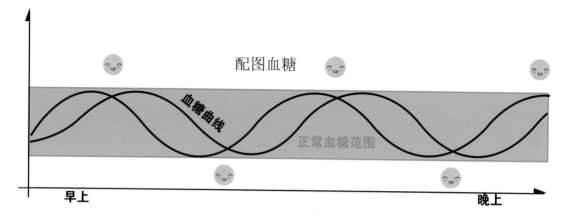

图标释义：

😊 很舒服，神清气爽，不撑也不饿。

😣 吃撑了，血液都跑去胃里，脑缺氧，昏昏欲睡。

😟 饿，吃，不吃，吃，不吃，吃，不吃，吃，不吃……纠结中。

暴饮暴食型：

很多孕妈妈都跟我说，昨天吃得有点儿多，今早一称竟然重了2斤！这就是暴饮暴食的结果。吃了一顿大餐，血糖升高会带着胰岛素升高，胰岛素促进蛋白质的合成，用不完的去哪里呢？转化成脂肪囤积起来。过量的胰岛素使得血糖迅速地下降，低于正常范围又觉得饿，饿的时候好抓狂：吃还是不吃呢？吃，怕胖，怕糖筛过不了，只能带着罪恶感吃。不吃，怕宝宝饿着，还是充满了罪恶感。

定时定量型：

定时定量的好处就舒服多了。血糖不会忽高忽低波动，吃下去的食物能够充分地利用，不会转化成多余的脂肪，既有效控制血糖，也能控制体重，一举两得。

孕早期建议大家仍然按照平时的餐次，每日三次正餐，上午或下午加一次水果。孕中晚期改为三次正餐、三次加餐，这样白天每隔2～3小时就会有一次正餐或加餐，不会感到饿。不要等到饿了再吃，让你的血糖水平始终保持在绿色范围内。

秘诀四：始于孕早期，受益产后

　　管理体重是每个人的必修课，孕妈妈也是一样，从知道自己怀孕就要开始监测体重。很多孕妈妈听闻孕晚期体重长得多，认为到最后两个月再控制就行了，结果孕早期或者孕中期就长超标了，等发现以后再控制，就使得自己很被动。

　　孕妈妈要知道为什么不需要吃"两个人的饭"，为什么不要让体重增长太多。首先，要了解胎儿生长发育的规律。孕早期，生命之初是一个细胞，重量可以忽略不计。之后这个细胞会以惊人的速度分裂，细胞数量增多的同时还要分化，到了孕早期结束的时候，胎宝宝已经是一个小小的胎儿，外形是一个完整的人形。虽然各个重要的器官系统还不完善，但已经分化出来了。Ta 的身长是 9 厘米～10 厘米，体重 14 克～15 克。14 克～15 克是什么概念？就是一个大点儿的草莓。所以如果你孕早期就长了 30 斤，那么我可以很负责任地告诉你，全都长在你自己身上了。所有的胎儿在这个孕周都是这样的，并不是说你的体重长得多胎宝宝就会长得更大一些。

　　胎宝宝不需要孕妈妈吃两个人的饭，如果孕妈妈有非常均衡的营养状态，那么每个细胞发育所需要的营养都是齐全的。孕中期胎宝宝的体重会从十四五克长到 1100 克左右，这个重量也是全人类都差不多的，你可能会说了，长 1000 多克那还不得多吃啊。虽然是长了 1000 多克，但是你别忘了，不是一天长起来的，如果我们按照孕中期的天数来平均的话，每天胎宝宝会增加 11 克～12 克，所以如果你在孕中期也长了 30 斤的话，还是长在你自己身上了。胎宝宝每天长 11 克～12 克，那么 Ta 需要的仍然是均衡的营养，而不是你吃两个人的饭。孕晚期胎宝宝从 1100 克长到 3400 克，比孕中期多了一倍，那还不要吃两个人的饭啊？孕晚期确实长得多一些，但是你还是要算一下平均每天长多少。孕晚期的胎宝宝每天增加 25 克左右，除了骨骼组织器官之外，还有很重要的一部分体重是脂肪的沉积。孕中期的胎宝宝是没有皮下脂肪的，到了孕晚期会有一个自然沉积的过程，所以我们看到足月出生的宝宝都是圆圆润润的。孕晚期胎宝宝的体重会拉开距离，从 2500 克到 4000 克以上，实际上，胎宝宝的身长差得不是很多，主要是脂肪，更具体地说，是脂肪细胞的体积。胎儿的脂肪细胞数量已定，决定胖瘦的是脂肪细胞的体积。

　　孕期的每个阶段都是需要好好管理体重的，并不是说孕晚期才需要控制。管理体重的根本

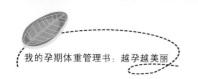

是调整饮食结构，建立新的热量平衡。特别是对于孕前饮食就不很规律的准妈妈来说，最好从备孕期就开始调整，给自己3个月到半年的时间来适应新的饮食结构，改善之前的亚健康症状。通过改善营养来调理身体至少需要3个月的时间，才能看到明显的效果，相信"食补"的妈妈更要给自己充足的时间。食物不是药，不是今天吃了芝麻明天头发立刻就变黑，今天吃了大枣明天立刻脸色红润，都是需要长时间坚持才能看到明显效果的。那些鹤发童颜的老人经常说的养生秘诀，听上去简单，但是你别忘了，人家可是坚持了二三十年了。

营养很重要，所以越早越好！

备孕期准备好，孕期受益。

孕期调整好，产后受益。

产后坚持好，终身受益。

女性从25岁起，身体的各项机能开始走下坡路，现在大多数女性做妈妈时已经超过了这个年龄。孕期营养对于妈妈产后和未来的生活质量都是有影响的，所以孕期一定要做到既不缺乏，也不过剩，在产后依然要注意营养的搭配和适度的补充。

Chapter 3
第三章

26位孕妈妈孕期体重管理秀

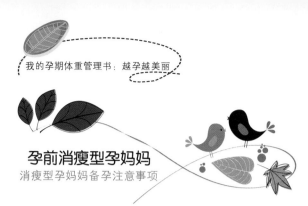

孕前消瘦型孕妈妈
消瘦型孕妈妈备孕注意事项

这是个以瘦为美的年代，爱美的女性都希望自己身材苗条。天生就偏瘦的人自然是大家羡慕的对象。但是说到怀孕，人们会觉得瘦和宝宝健康似乎不能两全，准备怀孕的时候家人总是会说胖点儿好，自己都吃不胖，宝宝怎么能胖啊？

瘦是不健康吗？按照 BMI 的标准，18.5 以下算作慢性营养不良，所以光吃不胖也不是一件好事。既然摄入了足够的热量，为什么身体没有吸收呢？关键就在这里，有的人身体缺乏一些跟消化吸收相关的酶，或者缺乏某些维生素或者微量元素，无法利用营养素，才会导致这种情况。还有一种瘦，是因为一直吃得少，或者曾经过度地减肥导致胃的容积缩小了，时间长了身体也能保持在很瘦的状态。再有就是遗传因素，身材比较消瘦，饮食和运动能维持平衡，有一小部分人也能做到瘦得很健康。

备孕的准妈妈要分析一下自己属于哪种情况，如果每天的饮食能够达到正常成年人的标准，没有各种亚健康的症状，那才能说是健康的瘦。不然还是需要在孕前做好调整，让自己的体重指数至少达到正常的下限，也就是不低于 18.5，比较瘦的妈妈最好也不低于 18。平时体重在80 斤以下的准妈妈更要提前做准备，因为从孕中期开始，准妈妈的身体负担就要逐渐加重，如果营养跟不上，自身也会很疲惫。身体状况的改善至少需要 3 个月才能看到效果，知道怀孕后才开始调理就有点儿晚了。偏瘦的准妈妈备孕期的饮食首先要规律，不暴饮暴食，不为了单纯地长体重而不加选择地拼命吃。对于大多数人来说，一天能做到规律的三餐，每餐食量达标，营养充足了，体重就会增加。在饮食中可以增加一些肉类和天然的脂肪，比如每天多吃 50 克肉，每天多喝一份全脂牛奶，同时保证足够的主食。偏瘦的女性在备孕期对体重的增加也要做好心理准备，多年都保持苗条的人，怀孕以后，即使是正常增加的体重也会觉得太多了，希望自己一直瘦。这里还要再次强调，孕期的体重增加是正常的，不长体重对准妈妈的身体损害更大，也不利于产后泌乳。

备孕期运动也要跟上，准妈妈最好选择瑜伽、舞蹈、游泳一类的有氧运动，这类的运动能够帮助准妈妈提高心肺功能，增加肌肉的比例。这些运动在怀孕以后仍然可以继续。

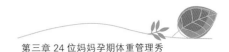

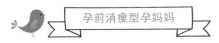
孕前消瘦型孕妈妈

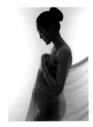
董思珩：为宝宝我做出了世界上最伟大的改变
妈妈：董思珩
男宝：小小

孕 17 周进入知妈堂孕期体重管理体系。孕前体重 51 千克，BMI17.4，属于消瘦型，孕期计划增长 14 千克～ 15 千克。全孕期增重 10 千克，顺产，宝宝 3000 克。

怀孕之前，我的体重一直都属于偏轻的状态，我身高 172 厘米，体重 51 千克。平时吃饭也不太多，主要以零食为主，特别爱吃坚果类，饮食结构属于

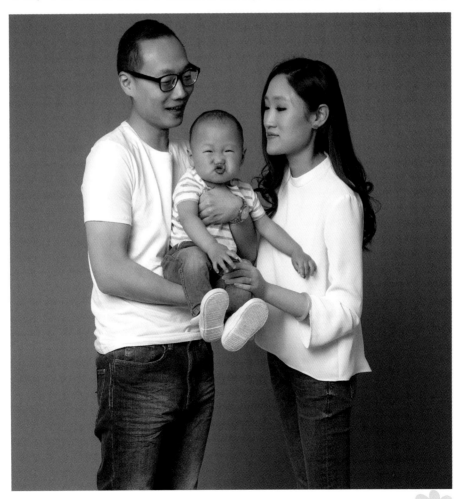

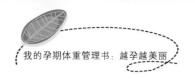

很不健康。

得知自己怀孕以后，身边的亲戚朋友都嘱咐我要多吃点儿，孩子才能有营养，才能好好发育，我觉得也有道理，再加上我也确实没有早孕反应，胃口也不错，所以在怀孕前三个月的时候体重就飙涨了 2 千克。这时，我通过网络和一些书了解到关于怀孕和生产的知识，我突然意识到，再这样吃下去可不行了！我得控制体重，不能到时候自己变成个大胖子，连孩子也成了巨大儿。

来到知妈堂的第一件事就是找到了体重管理的魏老师，经过聊天和简单的测试，她对我的饮食习惯有了初步的了解。魏老师耐心地帮我分析我的饮食误区，并给了我一些建议，我发现，我平时饮食的品种实在太单调了，对蔬菜的食入量极少，而且经常食用垃圾食品，造成我的膳食结构严重不平衡，这样也导致我的体重迅速增加，而且伴有偶尔的便秘反应。

经过和魏老师的沟通，我开始摸索建立适合自己的每日膳食食谱，增加食物品种，保证每天肉、蛋、奶和主食的基本摄入量，而且基本保证一日三餐都有绿叶蔬菜。为了监督自己每天的饮食，并确保每天 30 种食物的摄入，我从孕 4 个月的时候就养成了每天记录饮食的习惯，这样也方便我每天总结，不断改进。在这个过程中，遇到问题及时跟魏老师沟通，不断更新自己的食谱。

在孕期，我做的最伟大的改变，就是为了控制体重，也为了孩子的健康，大大减少了垃圾食品的摄入量。这也就使我的饮食结构比以前健康多了。家人原本就担心我偏食，孕期营养不够，看到我的改变，他们都很高兴。

同时，在知妈堂学习的日子里，我越来越坚定了顺产的信念，因此为了能让产程更加顺利，我在控制饮食的基础上也保证每天一节运动课，这样双管齐下，才有了我今天孕 39 周 +，体重增长控制在了 20 斤。

整个孕期养成的良好饮食习惯，我一定要保持下去，并且传递给孩子，还有身边的每一个人，让更多的人受益。

一年多以后。

小小 1 岁快 4 个月了，身高 85 厘米，体重 11 千克。吃饭好，生病少，少操好多心。只有一次打疫苗，晚上发了一次烧，38.4℃，睡了一晚上就好了。我尽量变着花样给他做饭，他现在一天也得吃 20 多种食物呢！小小挺争气，怀的时候没让我受罪，生的时候也很顺利，现在长得也正常，我很感恩。感谢知妈堂，感谢我自己的学习和坚持！

董思珩一日食谱	
早餐	五谷粥，海参 1 个，小月饼 1 个，炒小白菜
上午加餐	苹果 1 个
午餐	米饭，红烧鸡腿 1 个，炒圆白菜，炖豆角
下午加餐	酸奶 200 克
晚餐	猪肉韭菜馅饼 2 个，红豆大米粥，鸡蛋炒菠菜

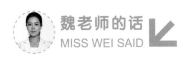

魏老师的话
MISS WEI SAID

把思珩放在第一个并不是仅仅因为她的体重控制得很好，而是因为她无比骄傲地说："在孕期，我做的最伟大的改变就是不吃零食了！"看到这句话的时候，我眼前浮现出思珩那一贯沉静的眼神儿，越发觉得自豪无比。母亲为了孩子，有很多"惊天地、泣鬼神"的壮举，吃个饭算啥呀？但是，饮食习惯是胎儿时期就开始形成的，在早年人格的形成中都占有重要的地位，改变这个习惯所需要的精神动力和自控力，绝不亚于危急关头的舍生忘死。所以先要借思珩的这句话，向我们每一位故事的主人公妈妈表达敬意。为宝宝吃好饭，是一件伟大的事！

思珩身材纤长，算得上九头身美女了。她从少年时代就对自己的身材要求很高，十几岁的时候最高到过 65 千克，对于她的身高来说不算胖的，但是她却严格地控制自己的饮食。大多数人觉得控制饮食等于饿肚子，其实是一种误解。当孕妈妈们按照要求每天定时定量吃饭，搭配合理，烹饪方法得当，很多孕妈妈都觉得体重无需刻意控制。平时也是一样的，所以想要身材苗条，真的不再需要饿肚子了。

对于孕前偏瘦的妈妈，孕期体重不能太过控制，胎宝宝是会跟妈妈争夺营养的。如果体内脂肪储备不够，产后有可能奶水不足，孕妈妈的营养损失也不利于产后恢复。思珩也遇到了这样的问题，体重月子里就恢复了，但奶水不足。所以，偏瘦的妈妈在孕期和产后都需要认真地做好饮食的调整，适当地进补能促进产后恢复和泌乳，对妈妈未来的健康也会有帮助。

宝宝的饮食也同样要遵循均衡和多样化的原则，饮食和健康是一个连续的过程。母乳向固体食物转化的过程中，妈妈们也要注意多样化的原则，才能让宝宝从食物中获得均衡的营养。而且，从小给宝宝吃多种食物也会让宝宝不容易偏食。

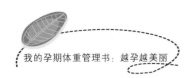

孕前消瘦型孕妈妈

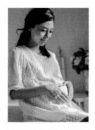

高菲：健康生活才是对自己和宝宝负责
妈妈：高菲
女宝：楚楚

孕 27 周进入知妈堂孕期体重管理体系。孕前体重 47 千克，BMI17.9，属消瘦型，孕期应增长 14 千克～ 15 千克。全孕期增重 9.3 千克，顺产，宝宝 3000 克。

　　我的妈妈在医院工作，虽然她不是医生，但是多年来看到很多疾病的痛苦，所以平时很关注健康的事情。妈妈说吃好睡好不得病才是健康的生活方式，等到得了病就晚了。在妈妈的影响下，我们全家的饮食和生活都很健康，不挑食，口味都比较清淡，注重搭配，时不常还去看看养生类的书。

　　怀第一个宝宝时我已经 30 多了，岁数不小了，无论是对宝宝还是对自己，都应该更加精心。我身边有朋友怀孕的时候体重不加控制，孕前和我身材差不多，孕期体重长了七八十斤，还得了糖尿病，孩子生不下来最后剖宫产，她的身材也回不去了。我觉得那样是不可取的，无论是对自己还是对宝宝，孕期的

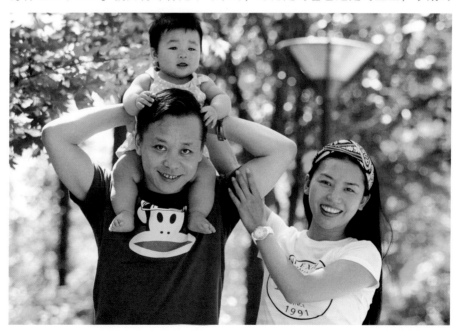

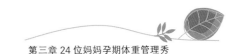

健康都很重要，应该有一个科学的方式。我自己身材就比较瘦小，想到可能还要生二宝，这次一定要顺产。在孕前我就上网、看书，看了很多有关孕期健康和体重的内容，光想着顺产还不行，在孕期要做好准备，自己的体重和孩子的体重都要合理才行。

中午和晚上单位有自助餐，这给我提供了很多方便，我每餐都能吃到很多种食物，做到荤素搭配一点儿也不困难。孕早期和孕中期我一直也没有大补特补，想到要控制体重也没有刻意地去多吃，水果吃得也都和平时差不多。以前我爱吃甜食，孕期就控制了，只有嘴馋的时候才吃一点。我在孕早期和孕中期体重长得很少，到了 27 周才长了 4.5 千克。周围人都说我肚子小，不过家人都很支持我，我们觉得只要营养够，孩子能有 3 千克就行，长得太大了反而不好生。我听过课以后觉得控制好体重的同时，还应该让孩子营养更加均衡，就认真地记录了饮食。第一次做饮食指导的时候，魏老师说我饮食搭配得不错，体重长得还不太够，孕晚期体重还是要长一些，不能太过度地控制。建议我每一餐不要用菜代替主食，每天加一份牛奶或酸奶来作为加餐。我调整之后也觉得没什么困难，后来体重增加得比较均匀，生之前一共长了 9.3 千克。到 8 个月我还开车上下班呢，身体很灵活，周围的同事都很惊讶。

高菲一日食谱	
早餐	鸡肉玉米粒汉堡，荷包蛋，蜜豆杂粮粥
上午加餐	油桃 2 个
午餐	米饭，发糕，蒜蓉蒸扇贝，炒扁豆，海米冬瓜，炒合菜，凉拌海带丝，绿豆汤
下午加餐	酸奶 250 毫升
晚餐	芝麻烧饼，油焖大虾，酸汤鱼，草菇芦笋，大拌菜

孕晚期我一直坚持练瑜伽和呼吸法，一直到生之前的一天还来上课。生宝宝的过程我也遇到了困难，一开始总是宫缩不规律，一阵子有一阵子没有，前后断断续续的差不多 2 天。医生说是因为孩子的头入盆太低了，我一直坚持着做呼吸法，忍着疼在楼道里走，不断变体位。第一个晚上因为没有临产又回到了病房，还睡了一会儿，第二个晚上就没有睡。到第三天医生给我用了催产素，后来就快多了，6 个小时宫口开全，很快就生了。我一直都没有大喊大叫，不管多疼都坚持做呼吸法，我身边的产妇都喊成一片了，但我始终咬牙坚持。上了产床那时熬得真的没劲儿了，才做了侧切。

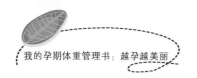

虽然是受了点儿罪，但是事后我想，幸亏我知道自己不是高大威猛型的，孕期坚持做好了饮食和运动的管理，孩子要是更大点儿我可能真的生不下来了。30多岁的人了，挨那么一刀会伤元气的。生完宝宝我的体重就恢复了，上班以后周围几个同事都没我恢复得好，她们很是羡慕我。

我的经验不多，魏老师让我分享给大家，我觉得首先要坚定顺产的信念，然后按照科学的方法去做准备。还有就是我的饮食得益于每天都能在单位吃自助，所以才有这么多菜，看着还挺好看的，希望我的食谱能够帮到更多的妈妈。

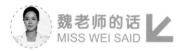
魏老师的话
MISS WEI SAID

高菲的食谱很好看，各种菜名摆在那里给人一种五颜六色的感觉。孕期体重的良好控制来自多年养成的健康习惯，也来自理性的学习。高菲一直就说自己比较瘦小，从怀孕之前就考虑了饮食的因素，怀孕以后也没有去刻意地多吃，仍然是按照以前的搭配原则和分量吃饭，也不怎么吃零食。实际上孕早期并不需要增加热量，中晚期每天只需要增加300大卡的热量，零食里面比较常见的是饼干，即使随便吃一小包粗纤维饼干都有100大卡～200大卡的热量。这也就是为什么很多妈妈觉得没多吃什么，但是体重却噌噌地长，因为热量隐藏在你不知道的地方。

生宝宝的过程虽然受了不少苦，但高菲还是幸运的。医生所说胎儿的头入得比较低的情况可能出现在骨盆比较浅的女性，或是胎儿的头入盆的角度不太合适，不均倾或是一种高直位。胎儿的头无法贴合骨盆轴的弧度，不能顺利地下降，如果孕妈妈能够做一些体位的改变，或是宫缩加强后胎头可以转动，还有机会顺产。前提是胎儿不太大，太大的宝宝头部也大，一旦入盆的位置不对或是骨盆哪个层面稍有狭窄，就会被"卡"住了。虽然说骨盆的大小和身材并不一定成正比，但是身材娇小的妈妈在孕期要格外警惕，从怀孕开始就要好好规划饮食和运动。偏瘦的妈妈在孕期体重也不一定要长30斤，重点在于保证营养素的均衡摄入和热量的平衡，宝宝的体重在6斤半以下为好。

楚楚小朋友出生体重不大，出生以后长得很快。一岁半的时候身高82厘米，体重13.3千克。妈妈说她每天三顿饭三顿奶，食欲很好，吃饭不费劲，长得也结实。不过她的体重达到同龄上限了，妈妈有点儿担心会不会变成小胖子。这一点妈妈们要稍加注意。很多宝宝都有"婴儿肥"，但肯定不是越胖越好，身高和体重要成比例才行。一岁以后宝宝会走路了，要注意增加运动量，天气好的时候到户外晒太阳，饮食和大人一样注意控油（宝宝膳食量请妈妈们参考《婴幼儿膳食平衡宝塔》）。过一段时间，随着宝宝身高的增长，身材也会逐渐变得匀称的。

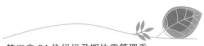

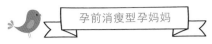 孕前消瘦型孕妈妈

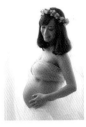

韩颖颖：不胖自己只胖宝宝

妈妈：韩颖颖
男宝：汤圆

孕21周加入知妈堂体重管理体系。孕前体重47.5千克，BMI17.4，属消瘦型，孕期计划增重14千克～15千克。全孕期增重12.5千克，宝宝3560克，顺产无侧切。

每位准妈妈在孕期最担心的两大问题，无非是宝宝的健康及自身的体重。我当时的目标是：不胖自己胖宝宝，事实证明我做到了。

2014年我在知妈堂进行孕期学习，在老师的帮助下，我注意科学合理的饮食，管理自己的体重。

2014年1月家人得知我怀孕后，一致都觉得我太瘦，让我多吃多补，还常常跟我说妈妈不胖点儿宝宝会吸收不好。但我认为，很多妈妈就是没有控制好饮食，最终导致体形走样，孕后恢复缓慢，太过肥胖还增大了妊娠高血压及糖尿病的风险，听过体重管理的课之后我更加坚信这一点。妈妈们一定要相信科学，只要保证一日三餐合理的量、膳食丰富多样，宝宝的营养一定足够。宝宝的吸收是有限的，最终剩余过多的营养只能长在自己身上喽。

我的经验是孕期每日称体重，监测体重增长。除此之外，要严格控制糖

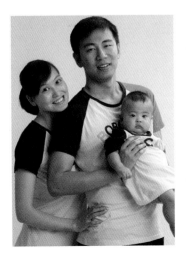

的摄入量，少食多餐，正餐之间加些水果和坚果，争取做到每日菜品丰富，种类精而食量不多。通过科学合理地控制饮食，我孕期体重增长12.5千克，宝宝出生时3560克。孕晚期身边的朋友家人都说我体形基本没变，医生开玩笑形容我是："肚子皮薄馅大。"我最终真的做到了不胖自己胖宝宝，这些都得益于魏老师的悉心指导和我坚持自我控制，准妈妈们跟着老师科学合理地管理自己的体重吧！

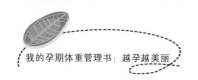

韩颖颖一日食谱	
早餐	鸡蛋，面包，牛奶
上午加餐	葡萄，杏
午餐	饼，腰果西兰花，肉炒包菜，红肠
下午加餐	荔枝，山竹，核桃
晚餐	米饭，花菜，小油菜，木耳，排骨，鱼
晚加餐	豆浆

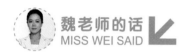

魏老师的话
MISS WEI SAID

　　别看颖颖故事写得简单，但是颖颖做得真的不简单。颖颖是舞蹈老师，身材是时时刻刻都要保持的啊！说起对自己的身材"狠"，恐怕舞蹈老师这个行业是名列前茅的，但是颖颖有着很好的理念，她的成功源于科学和良好的习惯。在孕前她会少吃甚至不吃晚饭，但是整个孕期颖颖都没有再用这种方法，一直坚持规律的饮食和运动。还有一点特别让人感动，颖颖在产后成功纯母乳喂养到宝宝半岁，这也基于一直坚持营养丰富的饮食。产后她没有马上急着减肥，而是仍然重视饮食的搭配，她的体重在产后半年自然恢复到孕前的水平！想要产后瘦身，母乳喂养才是最省心的办法。现在的颖颖，依然瘦得像一道闪电，眼睛还是那么大，腿还是那么长！什么都没变，只是身边多了一个小男神——阿汤哥！所以别再认为对自己"狠"，天天饿肚子就能瘦了，要爱惜自己的健康。吃对了，运动对了，健康的身体自然不会胖，健康的身体才更美。

　　再次强调，对于体重偏轻的妈妈，孕期体重不能过度地控制，产后也别急着节食减肥，不然很可能影响产后乳汁的分泌。偏瘦的妈妈在孕期要保证足够的热量和蛋白质，饮食多样化，不要刻意回避含脂肪的食物，比如高脂肉类、全脂牛奶等。有的妈妈会问，脱脂奶是不是比全脂奶更好？"好"要看对于谁来说，并不是人人都需要。如果孕妈妈体重没超标，也没有高血压，按正常孕期饮食的量去喝全脂奶就可以。如果有的孕妈妈一段时间体重增长得很快，或是已经超过孕期整个的增长指标了，需要比较严格地控制体重时才要求喝脱脂奶，根本上来说还是为了减少脂肪。有的孕妈妈喜欢喝低脂牛奶，因为喜欢低脂奶的比较清淡的口感，这也没问题，可以全脂奶和低脂奶交替喝，不用选择脱脂。

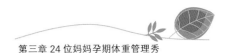

孕前消瘦型孕妈妈

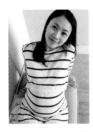

苏菲：标准的妈妈体重，标准的宝宝体重

妈妈：苏菲
女宝：笑笑

孕 17 周进入知妈堂孕期体重管理体系。孕前体重 48 千克，BMI18，属于消瘦型，孕期计划增长 14 千克～ 15 千克。孕期全程增加 12 千克，宝宝 3250 克，顺产。

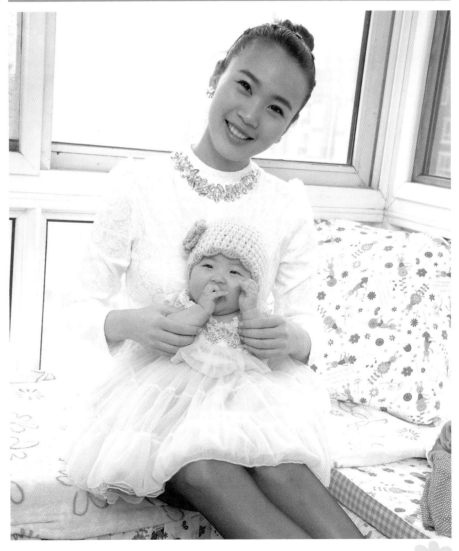

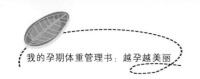

在孕 4 个月之前，我一心给宝宝"补"，大鱼大肉吃了不少，但同时心里也很纠结，不希望自己体重增得过多。偶然的机会，我来到知妈堂，抱着试试看的心情开始参加舞蹈课。魏老师给我做了饮食调整，不再盲目地"补"，而是选择性地吃，增加种类，总量控制，发现效果还是不错的。我还主动要求把体重增长的目标降低一档，希望控制在 12 千克～ 12.5 千克。到了孕 5 ～ 6 个月，因为天气热，我不太想动，结果一个月体重就长了 5.5 千克。我赶紧找魏老师再次调整了饮食，但是对于预期的体重目标有点儿动摇。28 周的时候，我的体重增加了 9 千克，担心会控制不住，魏老师给我调整了饮食后说，孕晚期坚持合理的饮食和运动，一定能够控制好。就在我犹豫能否达成目标的时候，我发现有好几个妈妈都在充满信心地控制体重。顺产的信心还是占了上风，我和其他的妈妈成了好朋友，几乎每天都来参加一节运动课。体重果然控制得很完美，37 周时增长 12 千克，完全达到了预期的目标，一直到临产也没有再增长。

苏菲一日食谱	
早餐	面包培根，牛奶 250 毫升，鸡蛋 1 个
上午加餐	苹果，橘子
午餐	米饭，客家茄子，椒盐排骨，家常野山菌，玉米排骨汤
下午加餐	牛奶 250 毫升
晚餐	凉面，干煸藕条，木耳山药，怪味鸭，西芹百合
晚加餐	豆浆

我 39 周临产，从三指到十指用了 2 个小时，没有打无痛麻醉，没有家人陪在身边，宫缩疼痛袭来的时候我也想过放弃，但最终坚持下来，第二产程 30 多分钟结束战斗。还记得在我的一阵用力之下，我听到了婴儿的啼哭声，这时我也全身没了力气，总算完成了任务！和前 2 个小时宫缩的疼痛相比，此时的我一下觉得这个世界真的太美好了！回想起来，若是没有在孕期坚持锻炼，坚持控制体重，就不会生得这么顺利，虽然痛，但那也是女人一生中最难忘的经历。

宝宝出生体重 3250 克，是最理想的出生体重！我也做到了母乳喂养，除了多样化的饮食之外，每天吃一条鲫鱼、2 个酒酿水蛋。宝宝 2 个月，体重 5.5 千克，夜间能睡整觉，我晚上睡觉前挤好奶，能睡六七个小时，白天有时间再补一觉就好。和其他的宝宝对比了一下，觉得

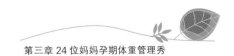

我家宝宝算是蛮乖的！我的体重在月子里就恢复到孕前的水平了！

2年多以后。

笑笑小朋友现在2岁5个月，身高95厘米，体重13千克，她吃饭很好，真不让我们操心。1岁多时还自己学会了用筷子，自己主动用筷子吃饭，别人喂她她都不让！

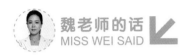

魏老师的话
MISS WEI SAID

很多偏瘦的妈妈一看要长30斤的体重，就觉得太多了。爱美之心人皆有之，谁说生娃就不能美了，大家看苏菲生完宝宝是不是继续美美的？宝宝也是胖乎乎的。偏瘦的妈妈想要不长那么多体重是完全可以的，但是要在饮食的精细程度上下功夫。

孕早期和中期都是一个非常容易体重超标的时期。有的准妈妈孕早期没有反应，而且觉得胃口特别好，一下子就容易吃多。还有准妈妈孕早期有妊娠反应，胃口不好，体重也有所下降。孕中期胃口恢复以后，自己和家人都觉得该补补，这一补就容易补过了。偏瘦的妈妈在整个孕期也要监测体重，并不意味着多长点儿就没关系。特别是在没有规律运动的情况下，很容易在不知不觉间体重超标。偏瘦的妈妈在孕早期增重也最好在2千克以内，最多不超过3千克。发现体重超标了也不用慌，孕早期和中期多出来的体重基本都是长在妈妈身上了，孕中期一直到32周之前，都是控制体重的好时机，如果能像苏菲一样饮食运动双管齐下，仍然能够取得好效果。

自己吃饭对于宝宝很重要。从7个月左右宝宝能坐稳，就可以把水果切成和宝宝食指一般粗细的小条，让宝宝练习啃咬，这叫作自我喂食。10个月以后，可以给宝宝一把小勺，让宝宝自己去尝试用勺子试吃饭。能动手喂饱自己的宝宝，不仅会感受到吃饱的开心，还会享受到自主的快乐，自主是自信的基础。自己动手吃饭对宝宝来说也是很好的感统训练方式，对于宝宝的本体感、空间感、手眼协调、自控力等都是不可多得的锻炼方式。

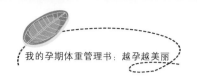

 孕前消瘦型孕妈妈

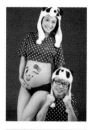

祝新玲：孕育是爱与知识的传承

妈妈：祝新玲
男宝：叮当

孕 22 周进入知妈堂孕期体重管理体系。孕前体重 49 千克，BMI18.4，属于消瘦型，孕期计划增长 14 千克～ 15 千克。全孕期增重 9.5 千克，宝宝 3450 克，剖宫产。

在知妈堂众多学习型妈妈中，我给大家印象特别深刻。每一位老师的课都听得很认真，不少课程都是听了 2 遍。在我看来，孕育是个大工程，作为负责任的父母不是把宝宝生出来丢给老人带大就行了，而是要为宝宝的身心健康做好准备，陪伴他的成长，让宝宝未来过得更美好。我相信科学的方法一定会有所帮助，所以从备孕开始，我就开始了系统地学习和准备。孕期准妈妈的情绪会影响宝宝，学习过程中的心情和思考的习惯也一定会影响到宝宝。妈妈心情好，宝宝的心情就会好，妈妈爱学习也会让宝宝享受学习的感觉。我有个非常模范的先生，从备孕开始，两个人就做了很好的沟通。先生非常支持我，不管

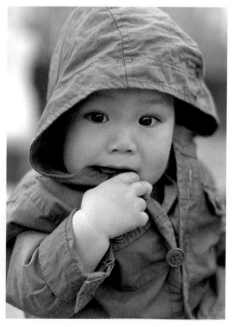

多么忙，都尽可能抽时间陪我上课，一起学习，认真做胎教，甚至连做软陶布艺这样的"女红"先生都一起来参加。

孕育身心健康的宝宝，营养自然是重要的一环。我一直都很注意饮食的搭配，第一次指导，魏老师说我饮食搭配得不错，但是早餐吃得不太规律，有时候起得晚就会吃得比较简单。其实早餐是一天中最重要的一餐，营养要全面，最好在 9 点之前吃完。另外我为了让宝宝有个聪明的大脑，每

天都吃坚果，结果发现坚果吃多了而水果的量不够。我很认真地照着魏老师的建议去做了，每天按时吃早餐。2周过去，我发现自己的体重一点儿都没长，赶紧去找魏老师，分析了原因之后发现我每天都上一节运动课，对于本来就比较瘦的我来说，运动量是比较大的，最好不要每天上，每周三四节就可以了。我还是有点儿不放心，担心自己消耗太多了影响宝宝，正好该做产检了，超声检查看到宝宝发育正常，我才松了一口气。我意识到，孕期想要保证营养又控制好体重，饮食和运动要平衡，运动不是越多越好的，食物也是一样，均衡才是最重要的，再好的东西也不能多吃。在这以后，我的体重基本上是每周0.4千克～0.5千克稳步增长，饮食调整也越来越细化，比如增加黄色蔬菜、动物蛋白、其他补钙的食物等。

37周的时候产检发现我血脂有点儿高，医生一句"不要吃肉了"让我懵了。赶紧再去问魏老师，问了我最近的饮食，发现我喝水少，而且一段时间在妈妈家吃饭，可能吃得比较油腻一些，原因找到了，我也就不紧张了。

整个孕期我的体重一共增加9.5千克，我做好了分娩的各种准备。但是因为产程中出现了意外，我没有能够用最完美的方式把宝宝带到这个世界上。不过我没有太多的时间去遗憾，马上投入了下一场"战斗"——母乳喂养。从28周开始，我就按老师课程中教的方法做乳房按摩。传统观念认为剖宫产下奶慢，但是我通过学习，坚信按照科学的方法，妈妈和宝宝配合好，一定能够做到。宝宝出生后一开始没有母乳，我忍着伤口痛和宫缩痛立刻开始早吸吮，乳房按摩，一次又一次，产后将近24小时，终于看到一小滴初乳出现了，那一刻我幸福地涌出了眼泪。我的学习和努力得到了满满的回报，在母乳喂养的过程中，奶水充足，没有涨奶，乳头也没有皲裂。月子期间我住在月子会所，宝宝叮当吃得足、长得快，而且不哭不闹，情绪非常稳定，连医生护士都很惊讶。都说剖宫产的宝宝适应外界慢，头几个月爱哭闹。特别是先生，本来做好了"鸡犬不宁，吃苦受累"的准备，但是叮当每天都给爸爸妈妈惊喜，安安稳稳的，从不无端哭闹。先生一套利落的换尿布手法，更是让同住的其他新手爸妈惊讶之余羡慕不已，都恨不得时间倒流，也像他一样孕期就早早地开始学习。

宝宝叮当在月子里体重长了1.5千克，第二个月长了1千克，到3个月体重增至7千克，夜间能睡整觉。性格也很好，虎头虎脑的，见人就笑。我在自己的母乳喂养心得中写道："健康饮食与其说是让妈妈避免涨奶的法宝，不如说是一种健康的生活方式更为恰当。对于我，健康饮食可能少了一些味蕾的快感，但得到的却是更大的回报，整个孕期体重增加9.5千克，没

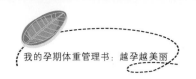
有涨奶，奶水质量好。我相信，健康饮食今后还会带给我更多的意想不到的惊喜。"

2 年以后。

我生完宝宝就没肚子了，出了月子就恢复了，母乳喂到 1 岁半。叮当 2 岁的体检还没做，现在大概是 90 厘米，15 千克。叮当吃饭一直吃得很好，不挑食。

祝新玲一日食谱	
早餐	豆浆半碗，面包 1 个，奶酪 1 块，鸡蛋 1 个
上午加餐	猕猴桃 1 个
午餐	牛肉饭，白薯，酸辣汤，圆白菜，西蓝花，炒黄椒青椒，蘑菇
下午加餐	苹果 1 个
晚餐	红豆米饭，炒莜麦菜，青椒炒鸡丁，芋头蘑菇汤
晚加餐	牛奶 243 毫升

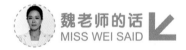
魏老师的话
MISS WEI SAID

　　在知妈堂众多的学习型妈妈之中，新玲给老师们的印象很深，因为她在孕期听课听得很认真，每节课都听两三遍，回去实践得也很认真。正如她自己所说，学习和努力得到了满满的回报。孕期是一个过程，孕妈妈的状态会有所变化，到了临产前，孕妈妈的血液会处于一种高凝状态，这是为了生产时减少出血，是大自然为妈妈设计好的"程序"，跟吃肉没有太大的关系。在这个阶段，血液会变得"黏稠"一些，所以在这个阶段，仍然要保持每天喝水的量，所有的水、牛奶、汤等液体量每天不少于 1700 毫升。

　　作为妈妈，每一个环节我们都不想错过，每一件事我们都希望做好，但是也请妈妈们一定要明白，宝宝的成长是一个漫长的过程。谁都做不到完美，重要的是在这个过程中我们和宝宝一起成长，重要的是不断地学习和修正。养育宝宝，你可能需要数十个学科的知识，只有储备的知识变成一个庞大的体系的时候，我们才能毫不犹豫地一路向前。

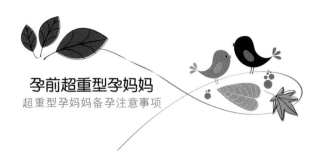

孕前超重型孕妈妈

超重型孕妈妈备孕注意事项

热量过剩是体重超标的主要原因。体重是困扰很多孕妈妈很久的问题，也是最担心的问题，担心自己怀孕以后体重更加"无法无天"地暴长。

减肥让人头痛，超重型孕妈妈备孕期间最好能让自己的体重降到正常范围。减肥的最终目的在于减少脂肪，保持肌肉和水分，但是不吃晚饭或早饭，不吃主食，以水果青菜代餐等都只能适得其反。所以备孕期要提前规划，按照每月 1 千克～ 2 千克的速度来减肥，千万不要追求一夜暴瘦。每月 1 千克～ 2 千克是比较安全的速度，人体也有充足的时间来适应新的热量平衡，不容易反弹。

孕妈妈备孕期就要开始把饮食和睡眠规律起来，还要加上规律的运动。超重孕妈妈的饮食中一定要保证足够量的主食、肉蛋类和蔬菜，注意别过量地吃水果，还要特别注意控制每天的食用油。对于食物中天然存在的脂肪，不必特别避免。虽说脂肪要减，但绝不能做到一点儿没有。因为人体的脂肪代谢是非常复杂的过程，脂类也有多种，种类之间也存在着平衡，用以满足身体不同的需求。提起控制热量，大家往往会很自然不吃零食甜点，而忽略了做饭时多用油也是热量的一大来源。每 100 克油的热量可是米饭的 8 倍！所以少在餐馆吃饭，少吃快餐也是减肥的重点措施！除了规律的一日三餐，还要特别注意晚餐的时间，晚餐八分饱，最好在 20 点之前结束。晚上摄入的热量因为没有消耗的途径，所以更容易转化成脂肪。

除了饮食，运动也是必不可少的。规律的有氧运动能够帮助准妈妈减去部分脂肪，重塑身材，让准妈妈更加自信地迎接宝宝的到来。

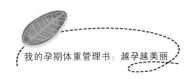

 孕前超重型孕妈妈

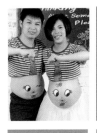 **潘晓羽：我的体重控制得好是因为我的他下厨做饭**

妈妈：潘晓羽

男宝：镜荃

孕 15 周进入知妈堂孕期体重管理体系。孕前体重 60.9 千克，BMI24，属于超重型，孕期计划增长 9 千克～ 11 千克。全孕期增重 10.5 千克，宝宝 3100 克，顺产。

2014 年 2 月 1 日一颗小小的种子在我的身体里面种下，满怀欣喜的同时，心中不由掠过一丝担心，10 个月之后我是不是也会在收获硕果的同时收获臃肿的身材？怀孕之前经常听到周围生过宝宝的朋友说自己怀孕期间体重长了很多，有的甚至达到 20 千克，十分怀念自己怀孕之前的身材。

有没有可能做到长胎不长肉？如果少吃饭怀孕期间会不会营养不足，孩子体重不达标？打了一个晚上的电话，浏览了无数的网站之后，我走进了知妈堂，走进了魏老师体重管理课。

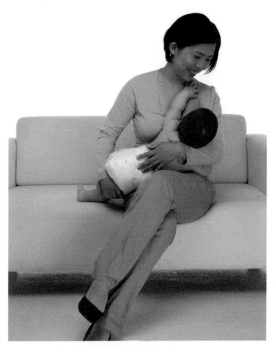

第一次一对一指导时魏老师详细询问了我的饮食习惯，之后给我设定了体重增长控制计划，告诉我要少食多餐。接下来又根据我的习惯制订了适合我的食谱，给我安排了合理的三餐与加餐食谱。要吃得健康，我决定不在外面吃饭。为了这个计划，老公开始亲自下厨给我做饭（我老公以前从来没进过厨房）。一开始他做的饭不好吃，但是不管怎么难吃我也说好吃。不久，他的厨艺

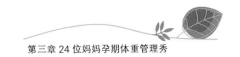

大有长进，而且他还一直监督我呢。老公的支持给了我莫大的惊喜与鼓舞。

我孕前体重60.9千克，整个孕期体重增长10.5千克。宝宝出生的日子是我跟他商量好的，好神奇，那天宝宝就出生了。出生体重3.1千克，非常标准。这让我在生产时少受了很多苦。宫口开全11个小时，第二产程只有25分钟。医院常规侧切，我缝了3针，跟我一起生的都是5针。我一个朋友孩子出生时3.6千克，生宝宝时非常痛苦，侧切伤口缝了5针，还差一点儿顺转剖。

宝宝出生后，魏老师又给我做了产后的饮食指导，现在宝宝2个月过1周，纯母乳，宝宝体重6.5千克，夜间能够连续睡6个小时。我的体重降到了61.9千克。

回顾一下整个孕期的体重管理之路，其中以下几点最为受益。

1.种类多样：蔬菜、水果、肉、奶蛋、谷物都不能少，我是北方人，日常的饮食习惯中蔬菜类以根茎类为主，叶菜类少，后来每天增加了类似莜麦菜、菠菜等绿叶菜。天冷以后吃火锅比较多，里面会加各种蔬菜。这让我不仅有丰富的营养，也远离了孕期困扰多数准妈妈的便秘问题。而且每次微量元素检查什么都不缺。

2.少吃多餐：我孕期肠胃不是很好，经常吃得稍微多一点儿就难受很长时间，控制每餐的量，一般每天除了正餐，我会有2～3次的加餐，加餐基本上以水果、酸奶、坚果为主。

3.替代食物：对于不喜欢吃的食物可以找到替代品，但不能不吃，比如牛奶可以更换为酸奶或者豆浆，每周一次的黄色食物南瓜可以换成胡萝卜。

4.合理安排加餐和晚餐：时间固定，内容定量，上午加餐以水果为主，量不超过250克，可以几种拼在一起，下午加餐以坚果为主，一般15克～20克，晚上加餐为牛奶或者酸奶。后来掌握规律了，加餐的内容也可以灵活变动，只要不超量就可以。

5.少吃或尽量不吃零食：零食中的盐分、热量、添加剂都不少，为了宝宝的健康全部戒掉！

2年以后。

我生完宝宝就没肚子了，出了月子就恢复了，母乳喂到1岁半。镜荃2岁的体检还没做，现在大概是90厘米，14.5千克。镜荃吃饭一直吃得很好，不挑食。

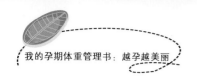
潘晓羽一日食谱	
早餐	全麦面包2片，草莓果酱2勺，五色豆浆（黄豆、红豆、黑豆、枣）250毫升
上午加餐	酸奶半杯
午餐	花卷1个，圆生菜，白菜豆腐，蒜薹肉片，黄瓜圆葱猪肉，大米红豆粥1碗
下午加餐	苹果1个，酸奶半杯，华夫饼4片
晚餐	米饭100克，茄子，尖椒，拌豆腐

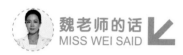

魏老师的话
MISS WEI SAID

　　晓羽给人的印象是快人快语，总是笑呵呵的。第一次做营养评估，她是和先生一起来的，当时她的早孕反应还没有完全消失，胃口不太好又不知道吃什么，还经常吃点儿海苔、猪肉脯、话梅糖之类的。营养评估的结果自然是不及格，当时她自己也有点儿不好意思，她的先生在一边一直听得很认真。第二次再调整饮食的时候，我发现晓羽的饮食已经做得相当好了，零食基本消失，没想到这背后有先生这么大的功劳！看得出他们对于体重和饮食的确很重视，一个从没下过厨房的大男人短时间内变成大厨，这可真不是件容易的事儿。

　　对于孕前超重的孕妈妈，很重要的一点就是要早开始，越早越好。大家看到，控制效果好的2位妈妈都是孕前就已经在考虑体重的问题了，孕早期都没有急于进补，而是去找专业的机构和专业的人咨询。这一点很重要，如果没有正确的理念和方法，可能达不到预期的效果。

　　晓羽控制体重的另一个秘诀是在家吃饭。为什么这么说，是因为在外吃饭最大的缺点是油盐超标。不少孕妈妈为了控制体重不吃主食，不吃水果，不吃晚饭，超量地运动，其实你的一切努力只要在外吃一顿饭就烟消云散了，因为餐馆用油太多，无意间吃进去了几倍甚至十几倍的热量。对于孕前体重指数偏高的孕妈妈，孕期不可胡乱节食，依然要保证主食、肉类、水果、蔬菜、奶制品的摄入，特别注意的一点是控油。晓羽在产后成功做到了纯母乳喂养，体重2个多月恢复到孕前水平。孕期是个很特别的时期，孕妈妈的代谢会和以往不同，以前管用的方法在这个时期也许就不管用了，更何况，作为孕妈妈，你的饮食关系到宝宝一辈子的健康，是不可重来也不可胡来的！

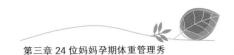

孕前超重型孕妈妈

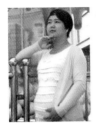

韩戴男：我再也不放松自己的体重了

妈妈：韩戴男
女宝：泰然

孕 19 周进入知妈堂孕期体重管理体系。孕前体重 70 千克，BMI27，属于超重型，孕期计划增长 9 千克～ 11 千克。全孕期增重 7.5 千克，宝宝 2450 克，顺产无侧切。

我对自己的孕期体重早有计划，孕早期体重没长，19 周时增加了 1.5 千克。本来打算最多长 3.5 千克，听过体重管理课之后才明白单纯追求一个数字并不是体重管理的目的。孕早期很幸运，我没有孕吐，但这也给我控制体重带来了难度。没有到知妈堂上课之前，我每天准时吃三顿饭，饿了也不敢吃，硬忍到饭点才吃饭，晚饭一度只吃粗粮咽青菜，19 周时体重增加了 1.5 千克。上课后，魏老师觉得我的饮食结构需要调整，再照着以前的吃法吃下去，最后可能导致营养不良。老师说："吃肉也能控制好体重，关键是营养均衡。"这让"喝凉

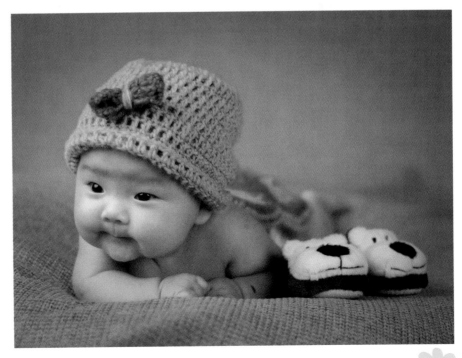

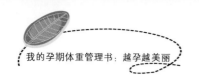

水也长肉"的我觉得难以置信。在老师的指导下我每周认真地记录和调整饮食，每天的食物种类能达到二十三四种。

由于我 BMI 指数本身超重，因此格外注重体重管理，每餐食物尽量精确到克。我将以前做烘焙用的电子秤拿出，早餐的面包都要过秤，加餐需要的水果也要过秤，我自己做过西点，深知即使是全麦面包，尝不出什么味道，盐和糖的含量也不会低，控制摄入量才能控制好体重。我有"乳糖不耐受症"，喝不了牛奶，老师建议我换成酸奶，反而能更好地吸收钙，整个孕期我腿没抽过筋，微量元素也一个不缺，什么缺钙、贫血统统远离我。

但 24 周时我被无情地诊断为"妊娠期糖尿病"，我觉得无法接受，都控制得那么好了怎么还成了"糖妈妈"？！但接下来的事情让我的心情很快平复了，住院以后医生饭前饭后都要抽静脉血，抽了 6 次血，但我的血糖指数没有一次超标，住了 1 天院就出院了，医生和病友都很惊讶。医生要求我记录周天的饮食，于是我认认真真地做了表格，仔细记录每天什么时间吃了什么、吃了多少以及一周 3 次的餐前后的血糖值。医生看过记录后说，我虽然是妊娠期糖尿病，但因为饮食规律、分餐、搭配合理，再加上"饭后百步走"的运动，使血糖值维持正常，最后只是把以前的水果分成了 2 次吃，早餐的普通酸奶换成了无糖酸奶，基本没有大的改变。经过这次住院，我发现了记录饮食的好处，医生或老师可以根据饮食情况，及时调整我的饮食，确保我和宝宝营养够，增重合理，不过胖。出院后我仍然坚持多样化的饮食，按时记录饮食，在老师的指导下逐渐掌握了搭配的原则。我并不像其他的"糖妈妈"那样总吃玉米、西红柿和黄瓜，而是猕猴桃、西瓜、香瓜、桃子等换样吃，血糖每次也都正常。

31 周时我体重增加 4 千克，每天早餐和午餐后散步半小时，晚餐后练习分娩球。周末到知妈堂上课。虽然是妊娠期糖尿病，控制不好以后就可能发展成真正的糖尿病，我就当是一次警告吧。我希望生个健康的宝宝，产后也要好好管理体重、平衡营养，不能再胖成怀宝宝前的这个体重。太放松自己，疾病就会找上门！

36 周我突然破水，宝宝提前了 1 个月来到这个世界上。我生得特别快，3 个多小时产程就结束了。宝宝出生体重是 2450 克，本来我很担心宝宝会小，可是看到她并不瘦，该有肉的地方都有，医生也说，宝宝的体重跟这个孕周是相符的，虽然小一点点，但是很快就会长上去的。我的奶水不足，宝宝混合喂养，她长得真快啊，40 天的时候长到了 4 千克。我的体重在产后 3 周也恢复到了孕前的水平。

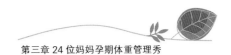

韩戴男一日食谱	
早餐	牛奶 250 毫升，1 个鸡蛋，冬笋猪肉包 1 个
上午加餐	蛋白 1 个，西瓜 75 克
午餐	米饭 1 碗，香菇老鸭汤，芦蒿炒腊肉，清炒莜麦菜
下午加餐	苹果 102 克
晚餐	烙饼，娃娃菜西蓝花魔芋煲，芥末白菜，大拌菜，牛肉蘑菇烩鹅肝，脆皮猪肉

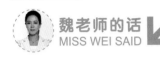

魏老师的话
MISS WEI SAID

　　孕期体重管理一定要早开始。孕前已经超重的妈妈注意，孕早期就不要再长体重了。韩戴男体重控制得好一是因为开始得早，二是跟潘晓羽一样在家吃饭，注意控油而不减少优质蛋白的摄入。仔细看韩戴男的食谱，可能有的妈妈要惊呼了，血糖高怎么还敢吃西瓜，吃了西瓜血糖怎么还会正常？她怎么做到的？请大家再仔细看看西瓜的后面，只有 75 克。请大家切 75 克西瓜，看看是多大的一块儿。每种食物都有升糖指数，吃了任何东西血糖都会升高，韩戴男能做到什么都吃血糖还不高的秘诀就是，控制食物的量。这个控制并不是盲目地饿肚子，而是掌握营养学的知识，掌握饮食搭配的原则，用精准的量化指标来规划自己的饮食。千万不要觉得体重高就不能控制，血糖高就什么都不能吃。营养学会告诉你，健康没有未知数，这些问题都有解。

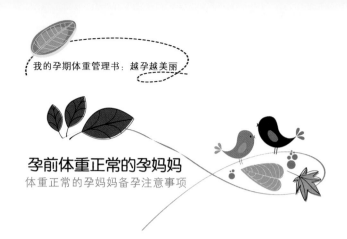

孕前体重正常的孕妈妈
体重正常的孕妈妈备孕注意事项

体重正常，孕期还要管理体重吗？

当然！当然！当然！重要的事说三遍！

宝宝健康是每一对父母最大的愿望，但是我们如何给宝宝健康呢？宝宝的生命从一个细胞开始。如果想要这个细胞优秀，那么父母的细胞也要优秀。不仅仅是没有病，体检合格，还要没有亚健康！饮食、运动、睡眠、情绪、一个都不能放松。

体重正常的准妈妈备孕期要特别注意，不要盲目地补。不少准妈妈本来体重正常，补过了以后变成了超重，后悔不已。所以备孕期的补不是大量地吃，而是调整饮食结构。按照正常成年人的量分配好一日三餐，再加一次水果作为加餐就可以了，重点仍然是均衡，养成饮食多样化的习惯。还有就是培养清淡的口味，少吃零食，少用调味品。

有的准妈妈备孕时就开始喝滋补汤，喝汤可要小心。大家都说汤有营养，但是孕妈妈也要想想，汤的成分绝大部分是水，汤里面的营养成分必须是水溶性物质，而那些不溶于水的物质，就无法通过汤来摄入，比如蛋白质。肉类用来炖汤，无论肉炖得多烂，你都会看到肉依然在那里，顶多是缩小了，有5%～10%融在汤里了。喝一碗鸡汤和吃一个鸡腿相比，摄入的蛋白质差远了。更要命的是通过汤你无意中喝进去了不少的脂肪，而吃鸡腿的时候你可以去掉皮和脂肪，只吃肉。通过鸡汤与鸡腿的对比，我们可以看出，"有营养"只是一个非常模糊的概念，想要进补必须了解食物中具体的成分，以及什么样的烹饪方式保证这些营养能被我们吃下去。一份汤高温炖上几个小时，水溶性的维生素 C、B 族维生素、叶酸也都损失殆尽了。备孕期除了补充叶酸，还可以选择成人用的复合维生素，通过喝汤来补营养是非常有限的。

无论是正常体重、偏瘦还是超重，备孕期都可以选择复合维生素来补充，特别是平时比较偏食的人，正好可以利用这段时间来调整。还有，别忘了运动！

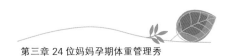

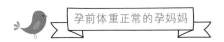
孕前体重正常的孕妈妈

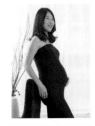

周艳丽：苹果妈妈的"长胎不肥人"真经

妈妈：周艳丽
男宝：小苹果

孕23周进入知妈堂孕期体重管理体系。孕前体重55千克，BMI19.5，属于正常型，孕期计划增长12千克～12.5千克。全孕期增重8.5千克，宝宝3550克，顺产无侧切。

我相信，每一个准妈妈都非常羡慕那些明星妈妈，她们怀孕时身材依然苗条，生产后还能神速瘦身，全程就像什么都没发生过一样。每一个准妈妈都非常在意孕期身材和体重的事，甚至很多爱美的姑娘会因为这方面的顾虑而不敢怀孕。其实，只要我们合理膳食与运动，完全可以做到明星级的"长胎不肥人"。

我孕期体重一共增长了8.5千克，小苹果出生时的体重是3.55千克，长在我自己身上的肉没有几斤，孕期始终健步如飞，在预产期那几天还在知妈堂做运动。生产后我就基本和孕前一个样了，同时宝宝还是个大胖娃娃，8.5千克。除了坚持运动，我的膳食经验就是：营养要多样均衡，建立自己的饮食生物钟。

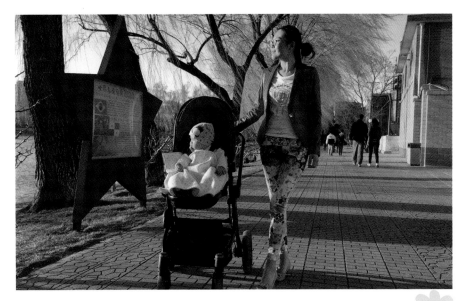

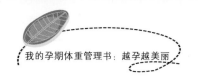

我孕前就比较注重科学饮食，什么都爱吃，同时少肉多蔬果，并粗细粮搭配。怀孕后，我更加注重食材的新鲜和多样均衡。每天去早市买新鲜的食材，新鲜是保证营养的第一个要素，最好不吃久存的食品。

每天摄取的食物种类越多越好。我每天吃的食物基本都能有20多种，最科学的标准是30种以上。这样才能营养均衡，胎宝宝出生后也能避免挑食。我争取做到每日三餐的食物尽量不重复，肉、蛋、奶、豆制品、蔬菜、海鲜、主食、粗粮等每餐都进行搭配，每个菜的配菜也尽量丰富。在注重种类搭配的同时，还注重颜色的搭配，红黄绿白黑各色都有。在多样均衡方面，还要感谢魏老师的提点。孕5个月时做了一次体重管理，魏老师发现之前我的主食摄取不够，所以我后面做了调整。在这里要特别提醒大家，主食一定要吃，主食不是减肥大敌，碳水化合物是人体营养的基础，摄取过少会影响营养的吸收与健康。每餐重"质"而不是重"量"，不必一定要吃到撑，还是孕前的饭量即可。老辈人常说的"一人吃两个人的饭"完全是个误区。

建立饮食生物钟是我自己根据个人喜好摸索出来的，我认为很重要，这样不仅保证了进食规律与营养均衡，还不会增加肠胃负担。早餐与午餐之间我吃各种水果，但不过量，水果过量，糖分太多，也会胖，容易患孕期糖尿病。水果安排在上午也有利于吸收。在午餐和晚餐之间，我吃各种坚果，如核桃、开心果、榛子等，但也不过量，每种一小捏。睡前再来一小杯酸奶补钙。

冰激凌、蛋糕甜点这些"垃圾食品"特别想吃的时候，就少吃点儿，不要过量就行。因为孕妇的心情也很重要啊，也完全可以让自己开心一下。

小苹果出生后，饮食方面一直很棒。现在宝宝20个月，上个月刚断的母乳。2个月前体检是84厘米，12千克。爸爸爱吃面食，我爱吃蔬菜、水果和海鲜，这些方面他都遗传了。每种蔬菜和水果都很爱吃，胖胖的、壮壮的。他喜欢吃很多蔬菜，还主动要求吃鱼虾。他特别喜欢吃香蕉，是我们小区的"香蕉大王"。我觉得他的饭量都跟我差不多了，拳头大的花卷能吃一个，还要吃菜、喝粥。他的体能特别好，运动量很大，在早教中心上运动课能抓着单杠吊好长时间，我都坚持不了那么久。晚上爱蹬被子，有过几次小感冒和小腹泻，都是着凉，不严重。只有一次发烧，在家物理降温加退烧药，也没去医院。

妈妈能够保持身材又不缺营养，宝宝不挑食，胃口棒棒的，这就是最好的结果了。相信很多准妈妈都会比我做得更好。在此，祝福每一位准妈妈，我们都是最棒的！加油！

周艳丽一日食谱	
早餐	小笼包 2 个（牛肉大葱，茴香肉），牛奶，鸡蛋羹，凉拌黄瓜豆角
上午加餐	香瓜 1 个，提子若干
午餐	豆角、香菇、番茄、青椒、菜花、洋葱，猪蹄 1 个，霉干菜包子 1 个
下午加餐	松子，花生，核桃，葡萄干
晚餐	苦瓜，冬笋，芥蓝，卤肉面，鸡汤
晚加餐	酸奶 200 克

魏老师的话
MISS WEI SAID

看完苹果妈妈的真经，我想都不用我再多说啥了，全是干货啊。苹果妈妈的身材一直都是众妈妈羡慕的对象，而且整个孕期只长 8.5 千克。话说回来，艳丽的体重长得比较少，并不是因为吃得少。有少数的妈妈会因为体质的关系，正常吃饭但体重增加得比一般人要少些，这只能说艳丽比较幸运。对于大多数妈妈来说，体重指数正常，孕期增加 10 千克～12.5 千克是比较合适的。艳丽刚开始调整的时候也有不适应，原来晚餐吃得少，现在多吃了，特别是吃面食以后会感到胃胀。我就说，不用一下子吃那么多，可以分开，晚餐的量可以分出一部分来作为加餐，千万不要让自己难受。慢慢来，过段时间就会适应。所以孕妈妈在调整饮食的时候，先从简单处开始，不要觉得特别难。比如不爱吃肉的孕妈妈，第一个星期我们先试着早餐加一个鸡蛋，第二个星期再试着晚上加杯奶，这样把大目标分解成小目标就会好做多了。我们大多数的孕妈妈经过一两个月的调整都能做到很理想的状态，一旦找到了饮食和热量的平衡点，越往后会觉得控制体重一点儿都不难。

过了一年见到艳丽，是参加知妈堂的孕奥会，她穿白纱礼服走秀，我都没认出她来。艳丽变得更美了，而且是那种有了宝宝的妈妈才会有的美。她告诉我，自从生了宝宝，就更注重自己的外貌和形象了，因为想让宝宝有个漂亮的妈妈。艳丽说："很庆幸孕期来知妈堂学习，课程带来的不仅仅是知识，还打开了一个新的天地，让我重新认识和发现了自己，让我更爱自己！"

TIPS：宝宝蹬被子怎么办？建议给宝宝穿薄而软的睡袋，或者连身连脚睡衣，这样宝宝的肚子和脚就不容易着凉，也能减轻妈妈们夜间的劳累。

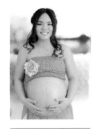

冀营：信念 + 方法 + 坚持，我终于顺产了

妈妈：冀营

男宝：Andy

孕 25 周进入知妈堂孕期体重管理体系。孕前体重 55 千克，BMI22，属正常型，孕期计划增长 12 千克～ 12.5 千克。全孕期增重 17.3 千克，宝宝 4050 克，顺产无侧切。

因为从孕早期就开始补，到了 25 周，冀营的体重已经比孕前增加了 13 千克。

第一次做营养评估的时候，冀营很有信心，她告诉我她以前还不到 100 斤。虽然现在长超了，但是她有信心把后面的体重管理好。产后的月子餐、调整内衣统统准备好了，一定要恢复以前的苗条身材。第一次评估的结果不太理想，饮食不太规律，不过冀营说："老师，你讲的我都明白了，你说的这些量化的方法我也能做到！"冀营原计划去海南玩一趟，答应我回来一定好好调整，做好饮食记录。

我在微信上看到冀营发的内容，说是海南比北京热，胃口不那么好，玩了一圈回来过了差不多一个月，再一看体重，又长了 2 千克。冀营拿来她自己记录的食谱，这次做得非常仔细，水果都是用电子秤称过精确到克的。我说饮食一定要坚持，还得好好加强运动。接下来的一个月她家里面水管坏了，老公病倒，冀营忙不迭地照顾老公和家，也顾不上来运动和记录饮食。一个月以后，体重又长了。这个时候已经 33 周，体重增加了 17.2 千克。

我收到冀营的信息，她知道我以前是医生，就问我哪个医生好。可能是多年跟准妈妈打交道的缘故，我看到这句话，心里"咯噔"一下，我想怕是冀营的信心动摇了。果然她告诉我刚做完 B 超，医生说孩子偏大，先生看她控制饮食，零食都不敢吃，又怕委屈了她。所以家人一致认为应该找一个好医生，准备剖宫产。我很理解家里人的感受，作为头次怀孕的新妈妈，哪个不担心啊。不过我仍然耐心地解释，让冀营先做好先生的思想工作。体重长得过多，说明

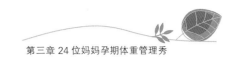

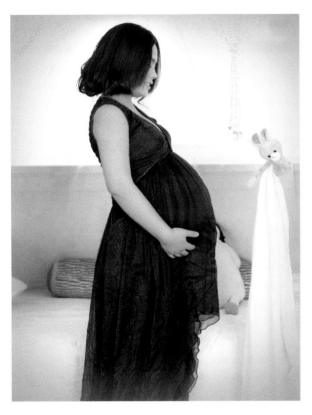

营养过剩，对孩子和妈妈都是不利的。还有一个多月的时间，如果这段关键的时期能好好控制，孩子不至于长得太大，就有顺产的可能。最后还是顺产的信念占了上风，冀营决定努力做好后面的体重控制，无论如何不能这么早就放弃。

我帮冀营分析了之前体重长得快的原因，告诉她后期想要控制好，主要要控制晚餐和晚餐后的加餐，早餐和午餐不变。晚上摄入的热量多了肯定会多长体重，但是也不能单纯少吃，孕晚期容易低血糖。从 34 周开始，每隔一天冀营会把她的晚餐拍照片给我发过来，我告诉她吃多少饭或者多少馒头，喝多少粥，每种菜吃 1/2 盘还是 1/3 盘。再次

复查 B 超要等到过完新年 37 周的时候。冀营这一个月体重只长了 0.6 千克，每天晚餐后坚持练 20 分钟的分娩球。新年我过得不那么踏实，有点儿提心吊胆，不知道 B 超结果会不会让她再次信心动摇。1 月 4 日下午，微信上冀营发来了信息："魏老师，在吗？"不知怎么的，我看到这句话的瞬间就感受到了喜悦，果然，B 超结果估计宝宝 7 斤，医生说她能顺产。

冀营一日食谱	
早餐	豆浆 200 毫升，全麦面包 100 克，鸡蛋 1 个
上午加餐	苹果 94 克，砂糖橘 37 克，进口橙子 78 克
午餐	米饭 100 克，排骨炖土豆，里脊肉炒藕片，素炒圆生菜
下午加餐	杏仁 6 克，花生 6 克，南瓜子 4 克，瓜子 4 克
晚餐	米饭 100 克，鸡蛋炒蒜黄，拍黄瓜，炖排骨
晚加餐	酸奶 200 克

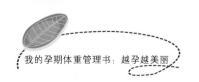
　　我心里的石头算是落了一半，还有 1 个月的时间，还是要保持下去。接下来基本上每过 3 天我就会问问冀营。她的饮食和运动已经非常规律，体重没有再长，还下降了 0.5 千克。然后就是一天天的等待，39 周的某一天，冀营突然说每天晚上都觉得饿。当时她的饮食很规律，怎么会饿呢？我想了想，问她是不是有宫缩了，她说是，晚上总有，可是又没有要生的样子。我又问："你平时紧张的时候是不是就想吃东西？"冀营想了想说："好像是，我是有点儿紧张，就怕生不下来。"我安慰她说："不像是吃得不够，紧张的时候有人就是想吃东西，你要是很想吃，加片面包也没问题。"冀营被我这么一说倒是安心了一些，她说："明白了，我知道怎么办了。"接下来又是一天天的等待，终于冀营的消息出现了：顺产，4050 克，母子平安。过了两天冀营把宝宝的照片发过来，宝宝很壮实，虽然体重超过了 4 千克，但是肌肉和脂肪的比例还算合适，说明孕晚期并没有热量过剩，蛋白质和热量配比均衡。宝宝已经美美地吃上了母乳，我的心到此是真正地落了地。再以后，就是让冀营的体重尽快地恢复啦！

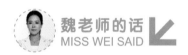

魏老师的话
MISS WEI SAID

　　这是全书中唯一以我的角度写的故事。我想告诉准妈妈们，作为讲课的老师，作为健康管理者，在面对每一个孕妈妈的时候，我们所做的不仅仅是专业的指导，还有更多默默地陪伴。

　　冀营让我很感动，因为她非常信任我，每一餐都严格地按我说的去吃。她喜欢吃巧克力，后来就自己控制得很严格，所有的零食都不吃了，每过两三天才奖励自己一小块巧克力。她买了三种的巧克力，连什么牌子的都告诉我了。

　　每一次等待冀营的消息我都很揪心，特别是那一次她分娩的信心动摇的时候。那一刻，我想到了 10 年前，那时候我还是一个妇产科医生，多少次看到准妈妈因为孩子太大了难产。那么疼的宫缩她们都能忍，但是被推进手术室的时候却因为失望和遗憾放声大哭。迎来新生命是充满喜悦的事情，但是她们却因为疼痛或是失望而无暇顾及。每每希望时光倒转，能够提前帮她们控制好体重，宝宝如果是 6 斤多就不会难产了。所以对

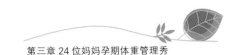

于冀营，我尽力地鼓励她能够坚持到最后，特别是在最关键的最后一个月，每隔一天我都会问问她的饮食情况，通过这种方式鼓励她坚持下去。

控制胎宝宝的体重的关键时期是孕晚期，所以亲爱的孕妈妈们，即使你们在孕早期和孕中期体重超标了，也千万不要认为就没机会了。胎宝宝的体重一多半都是在孕晚期长的，28 周到 32、33 周这个阶段，孕妈妈的宫底会不断地升高，挤压胃部，食量也会变小，不容易感到饿，所以这是一个调整饮食的好时机。冀营的成功是"正确的方法 + 努力坚持"的结果。

现在，宝宝 1 岁 3 个月了，冀营还在坚持母乳，她的体重已经降到了 50 千克，实现了她自己瘦回从前的心愿！母乳才是最好的减肥法！

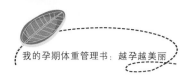

 孕前体重正常的孕妈妈

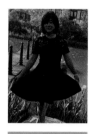

田依泽：体重终于恢复了，心情真好

妈妈：田依泽
男宝：阳阳

孕 23 周进入知妈堂孕期体重管理体系。孕前体重 59 千克，BMI21.9，属于正常型，孕期计划增长 12 千克～12.5 千克。全孕期增重 16 千克，宝宝 3780 克，顺产。

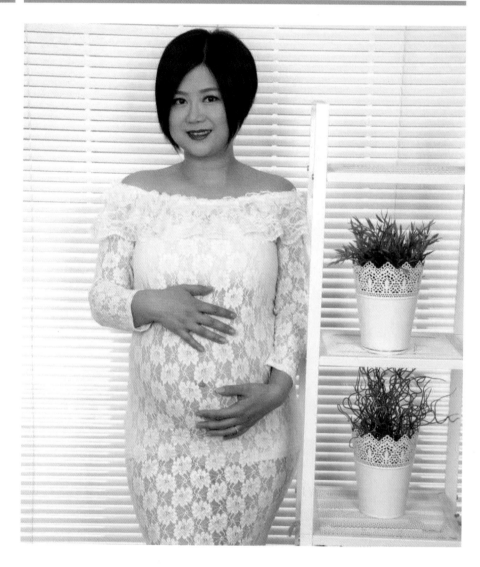

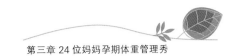

　　我在刚知道怀孕的时候，也想过体重的问题，不想变臃肿是每个爱美的女人的愿望。但是孕早期没怎么运动，又想着给宝宝补营养，就没有去注意体重。到了快 6 个月，突然发现体重已经长了快 10 千克。

　　体重长太多孩子容易大，想要顺产的我马上开始运动，但是运动了 2 周发现效果不明显。我在课间跟别的妈妈聊天，说起体重，我说根本控制不住啊，运动也不见效呢。别的妈妈告诉我："赶紧调整饮食，魏老师做一对一的饮食指导，饮食和运动同时调整效果才会好。"我开始不信，觉得孕期不能控制饮食，不能减肥，但是听到别的妈妈说效果很好，于是抱着试试看的心情记录了饮食。魏老师详细地给我讲了饮食调整的原则，不是要减肥，也不是单纯地少吃，而是要均衡。总量要控制，但每一种食物都有具体的量的要求，既不能多也不能少。一个星期下来，我的体重不但没有再长，反而下降了 1.5 千克，也并没有觉得饿。魏老师说如果坚持得好，孕晚期也不会长太多，整个孕期能控制在 12 千克～ 13 千克。

　　接下来的 3 周，我回父母家住，本来是要照顾父亲的，可是自己也被照顾得体重一下子长了 3 千克。回来后我赶紧记录饮食，魏老师一眼就看到了问题：每天晚上又开始吃水果了！此时正是秋天，我总觉得晚上燥热，别的都不想吃，就觉得吃点儿水果舒服。可是就是因为这些水果，晚上临睡前增加了热量，又没有消耗的途径，所以很容易导致体重增加。

　　孕 29 周体重已经长了 12 千克，压力有点儿大了，为了顺产，我决定要好好按照要求吃饭和运动。接下来的 2 个月体重没有再长，到了最后一个月我觉得没什么事儿了，又开始吃水果，结果一不留神体重竟然长了 4 千克，我后悔死了，也躲着不敢告诉魏老师。不过还好，整个孕期我的体重控制在了 16 千克。

　　我顺产，宝宝出生 3780 克。母乳喂养让我吃了不少苦头，一开始因为没有和宝宝配合好，乳头皲裂，钻心的疼。宝宝很乖，一点儿都不哭闹，出生第 4 天已经能够连续睡 4 个小时。宝宝让我吃了从没吃过的苦，但是我也感到了从未有过的幸福，看着他哭我都开心。月子里我不敢大补特补了，再加上坚持母乳喂养，体重很快就恢复了。月子后的第一天，我抱着宝宝出门散步，心情大好，赶紧把体重恢复的消息告诉魏老师！

　　2 年以后。

　　我一直母乳到 14 个月。现在，阳阳 2 岁 1 个月，身高 88 厘米，体重 12 千克。看着不胖，但很结实。吃饭挺好，我觉得算适中吧。反正只要他说饱了，我就不再让他多吃。他也不爱生病，

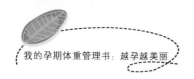

只要长得在正常范围就好了。

田依泽一日食谱	
早餐	豆浆，鸡蛋，2 个包子
上午加餐	橘子 2 个
午餐	银丝卷一个半，酸菜白肉，爆三样，烤鱼，东北拉皮，大拌菜
下午加餐	小甜橘 2 个
晚餐	发面饼，白菇炒肉，茭白炒肉，牛肉土豆，青椒鸡蛋
晚加餐	牛奶

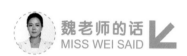

魏老师的话
MISS WEI SAID

  可以说依泽的体重变化是直接跟水果"挂钩"的，其实她平时的饮食很规律而且搭配得也不错。但是就是因为水果吃得过多，孕期 2 次迅速出现体重超标，所以那些有关吃水果减肥的传言大家应该认真考虑喽！还有，那些关于孕晚期体重会疯长的谣言也吓得不少孕妈妈孕晚期都不敢吃饭了，从大家分享的经验中很清楚地看出孕期任何阶段的体重飙涨都是和饮食连在一起的。

  孕期体重特别容易"偷着长"，好多妈妈都有共同的体会，没觉得怎么多吃，突然觉得好像重了。再一上秤，基本上就长了 3 千克～5 千克。这种情况在过春节、放长假和回父母家小住的时期极易发生。而且好多孕妈妈会觉得："我平时吃得不规律或者吃得挺多的，怎么就不长，孕期反倒长？"这是因为孕期孕妈妈的身体会发生很多的变化，对于营养的吸收和消化、热量的调控都会和孕前不同。所以孕前那些控制体重的法子到这时候就不管用了。

  体重是热量摄入和支出是否平衡的体现，孕晚期不少准妈妈会出现吃得多、运动少的状况，热量过剩，所以体重才疯长，这是完全可控的。

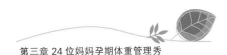

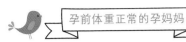

孕前体重正常的孕妈妈

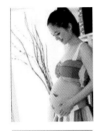

陈丹：赤橙黄绿青蓝紫

妈妈：陈丹

男宝：Wiley

孕18周加入知妈堂体重管理体系。孕前体重51.5千克，BMI20.1，属于正常型，孕期计划增长12千克～12.5千克。全孕期增重11.5千克，宝宝3185克，顺产。

十月怀胎，如何做到身材不走样？其实很简单，培养并保持良好的生活习惯，一靠饮食，二靠运动。简单6个字"管住嘴迈开腿"！

先说说饮食。我喜欢烹饪，把健康的元素加到饮食中，渐渐就养成了好习惯。美好的一天从早餐开始，我的做法是早餐前喝一碗养生糊，包含山药、芡

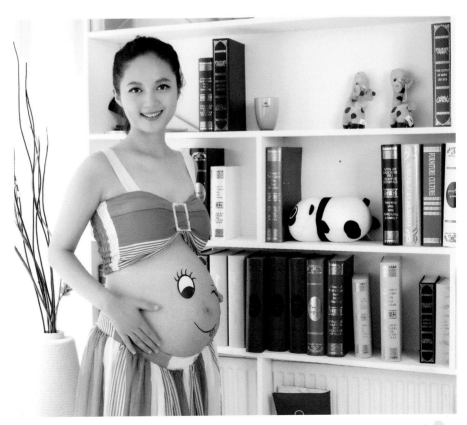

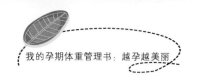

实、莲子、茯苓、核桃、黑芝麻等，一天的健康饮食由此开始啦！孕期的食物种类要尽可能多样化，药补不如食补。一大堆补充剂都不如天然的食物来得可靠。各种颜色的天然食物都来点儿。赤橙黄绿青蓝紫，每天问问自己今天吃够这些颜色了吗？多吃五谷杂粮，我习惯在晚餐熬五谷杂粮粥，既有营养又能改善孕后期可能出现的便秘。每个女生都爱吃零食，孕期我也没有拒绝零食，因为偶尔拿点儿小零食奖励自己，确实会让我心情大好！如果嘴馋，高热量的零食比如巧克力、蛋糕、饼干，我会放在上午休息时吃。当然，要"浅尝辄止"哦！午间休息时我会吃点酸奶和水果。怀孕期间正值炎炎夏日，每逢周末，买来各色水果给家人献上我亲手制作的酸奶水果捞是我非常热衷的事情之一。

除饮食外，运动非常重要。备孕的前半年我就开始有规律地运动，跑步和羽毛球这两项一直坚持到怀孕。每周两三次慢跑，每次 30 ～ 40 分钟。每周打一次羽毛球，一次 2 小时。运动真的会上瘾！整个孕期我一直坚持晚饭后散步，我还选择了很棒的孕期教育机构——知妈堂，和其他美丽的孕妈妈跳跳舞、练练瑜伽！同事说我孕期看起来还是蛮矫健的，哈哈，我想这跟孕期锻炼大有关系！

怀孕是一次成长的机会，它让你跟以前那些坏的生活习惯说"不"。那种孕育生命的喜悦让人更加热爱生活，更想做最好的自己！

陈丹一日食谱	
早餐	牛奶，叉烧包，鸡蛋，黄瓜，杂粮糊
上午加餐	苹果
午餐	面条，西红柿鸡蛋，冬瓜，洋葱，猪肚，胡萝卜，豆腐，蘑菇
下午加餐	酸奶，葡萄，樱桃，核桃
晚餐	二米饭，花生，2勺杂粮，红枣，空心菜，豆腐，鱼
晚加餐	牛奶

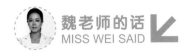

　　陈丹的文风轻松活泼。大家可别觉得怀孕生娃是个轻松的事，整个孕期的饮食和运动陈丹是做得非常认真的。之所以能有这样轻松的心态，是因为她从备孕就做了充分的准备。第一次看到陈丹记录的饮食，发现她已经做到了定时定量，搭配得非常好。饮食上需要调整的都是一些细节。整个孕期陈丹的饮食和运动都是非常规律的。陈丹生宝宝的时候很惊险，产程进展得比较缓慢，用了 10 多个小时。陈丹身材比较娇小，宝宝虽然不大，但是对于陈丹来说已经是比较大了，所以产程进展缓慢。我们平时所说的枕位不正很多都是因为宝宝比较大，宝宝的头是最大的部分，这种情况叫作相对头盆不称。大宝宝在骨盆中通过就会比较缓慢。陈丹经历了十几个小时的产程，体力和精力都消耗巨大，正是因为孕期做了充分的准备，有良好的身体素质和强大的信念，才能在最后关头坚持下来。

　　骨盆的大小和身材并不完全成比例，身材娇小的孕妈妈也可能骨盆很宽大，身材高大的准妈妈也可能是漏斗骨盆，但是这些我们都无法在孕前得知，都是到了 34 周才由医生来检查。平均来说中国女性的骨盆适合分娩 6 斤半左右的宝宝，所以身材娇小的女性一定要提前控制好体重，越是小骨盆，宝宝的体重在顺产的过程中所起到的决定性的因素就越大。

　　陈丹产后 3 个月体重恢复，一直坚持喂母乳到宝宝 1 岁半，Wiley 小朋友 1 岁半身高 82 厘米，体重 12.5 千克。

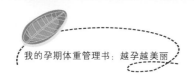

 孕前体重正常的孕妈妈

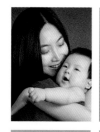

徐子瑶：25 斤，我达到了自己的目标

妈妈：徐子瑶

女宝：妙妙

孕 17 周进入知妈堂孕期体重管理体系。孕前体重 53.5 千克，BMI19.2，属于正常型，孕期计划增长 12 千克～12.5 千克。全孕期增重 12.5 千克，宝宝 3650 克，顺产无侧切。

由于怀孕前 3 个月基本没有孕吐反应，我的食欲特别好。除了饭量不自觉地比孕前有所增加外，在食物的选择和摄取时间上也都没有在意，只要路过有食物的地方都会捏一口吃，蛋糕、水果、零食来者不拒。3 个月下来，我原本也没有过于纤瘦的身材一下子胖了近 5 千克，被周围的人"夸奖"一看就是有了"情况"。

于是，我在孕 17 周的时候来到了知妈堂，初衷只是单纯地想通过运动达到消耗热量保持身材的目的。后来在会籍顾问的介绍中得知这里还有专业的老师可以帮助会员管理体重和营养，立即约了老师开始体重和营养管理计划。魏老师在仔细了解我的饮食习惯和体重增长情况后，询问了我的体重增长目标，并耐心地从饮食营养搭配、各类食物摄取的数量、摄取时间等几个方面提出了建议，鼓励我坚持做到。随后的几个孕期阶段，魏老师定期地跟踪我的饮食情况，及时指出做得好和需要改善的地方。最终，在自己的坚持不懈和家人的支持配合下，我在整个孕期体重共增长了 12.5 千克，基本达到了原先给自己设定的增长 12 千克的目标。

在孕期体重和营养管理的过程中，有几点比较深刻的体会，帮助我最终达到了较为满意的效果：首先，树立强大的信念和控制力。孕期的饮食结构绝不像减肥那样以少吃为主，而是注重营养和摄取量的平衡。像水果、甜食、零食这类女孩子平时最难以抵抗的诱惑，要特别控制摄取的数量和时间。饮料要严格拒绝，鲜榨果汁也不例外，只喝温开水。我在整个孕期一直严格坚持只有上午才吃水果，甜食、零食几乎不吃，下午仅加餐一把坚果。晚饭吃八成饱，少

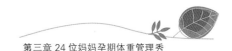

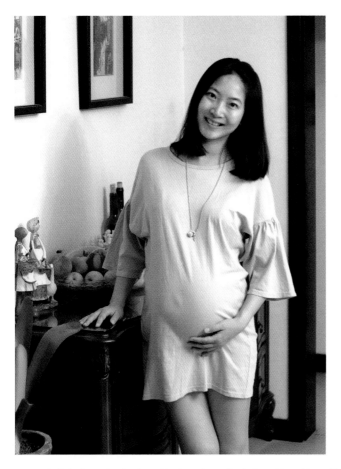

量主食，荤素搭配。饭后只喝一杯酸奶作为加餐，早睡以避免临睡前感到饥饿。和朋友聚会时常常被劝吃餐后甜点，这时候也要尽量拒绝。其次，坚持运动。适量运动对于准妈妈和胎宝宝都有很大好处。由于需要上班，每天参加知妈堂的运动课程不太现实，除了平时的散步外，我在孕期一直坚持每周3次瑜伽或其他运动课，每次1小时足已。怀孕前我是个不太爱运动的宅女，但孕期坚持运动下来发现身体状态和体重都保持得不错，还真心爱上了运动。最后，准妈妈之间的相互鼓励。在知妈堂可以结交很多准妈妈朋友，常常一起上课，她们都努力保持着非常完美的身材和状态。和

不同的准妈妈互相交流和鼓励，也是激励我能够坚持要求自己的重要原因之一。

宝宝生下来3.65千克，我出院时身材看上去即基本恢复怀孕前的模样。第一产程从三指开到十指也仅用了40分钟，第二产程由于宝宝较大且枕后位用了一个半小时才成功娩出，体力消耗很大。因为太用力，胳膊肌肉都拉伤了。幸运的是没有侧切，仅有轻度的撕裂。现在回想起来，如果不是孕期控制体重并加强锻炼，都很难将第二产程坚持下来。本想着分娩后就轻松了，其实紧接着伤口恢复、喂奶等重重"关卡"，哪个也不比分娩容易。因此，在孕期将自己的身体调整到最好的状态至关重要！

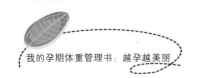

徐子瑶一日食谱	
早餐	1 碗牛奶，1 个鸡蛋，1 个包子，炸河虾若干
上午加餐	苹果、桃子、橙子三种水果切片 250 克
午餐	一碗米饭，榄菜肉碎四季豆，清蒸鲈鱼，萝卜牛腩煲
下午加餐	什锦坚果一小把
晚餐	1 小碗米饭，香菇油菜，醋熘白菜，红烧排骨
晚加餐	1 杯酸奶

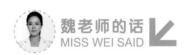

魏老师的话
MISS WEI SAID

　　子瑶总结得太好了！她对于零食和甜点控制得比较严格，但是饭可是不少吃的。虽然大家看到她写的少量、一小把等，看上去少，但实际上的量是符合孕妈妈每天的基础饮食量的。孕期的饮食就是少而精，并不需要大量，不信的话买个秤量一量就知道了。还有一点很重要，就是果汁。很多人都认为鲜榨果汁是健康食品，可以代替水果，也不用考虑喝多少。其实不然，我们每天水果的量是 250 克，一个中等大小的苹果可以了。但是如果我们喝 250 克苹果汁，大概需要 3 个苹果。在榨汁的过程中，纤维素被过滤掉了，3 个苹果的糖分都集中在这一杯果汁中了。所以鲜榨果汁只能算天然食品，而不能算健康食品。更重要的是，你会看到榨汁后几十秒内果汁就变色了，这说明里面的成分氧化，一旦氧化就失去了生物活性，也就失去了保健的作用。我们常说的苹果多酚、花青素、番茄红素都属于植物来源的抗氧化物质，除了这些之外还有很多种。目前能够人工分离提纯的植物化学物质已经超过了十万种。这些物质含量虽小，但在人体中可以发挥强大的功能，抗氧化、抗衰老、保护心血管等，比人工合成的同类物质作用强大很多倍。

　　妙妙小朋友现在 1 岁 8 个月，身高 86 厘米，体重 13 千克。

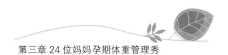

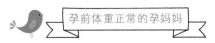
孕前体重正常的孕妈妈

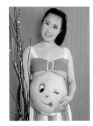

王丽梅：吃对了，体重无须刻意控制

妈妈：王丽梅

男宝：呱呱

孕 15 周进入知妈堂孕期体重管理体系。孕前体重 55 千克，BMI19.9，属于正常型，孕期计划增长 12 千克～ 12.5 千克。全孕期增重 10.5 千克，宝宝 3250 克，顺产无侧切。

刚刚得知自己怀孕时，感觉十月怀胎是那么的漫长，尤其是最初的 3 个月，真是度日如年。不过现在距离"卸货"还有十几天了，还真不舍得和宝宝分开。

很多人都说我从后面一点儿看不出怀孕的样子，而且步伐还是像以前那样轻盈，每当听到这样的评价我都很自豪。回顾这 9 个月来的点点滴滴，我的体

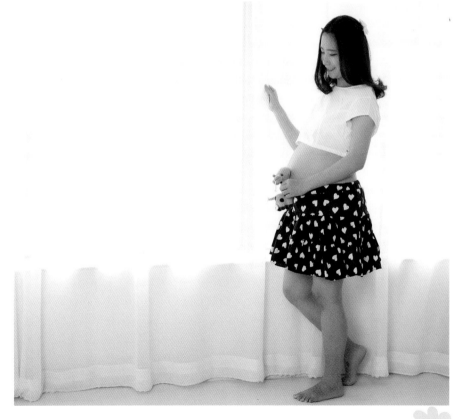

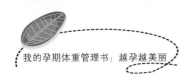

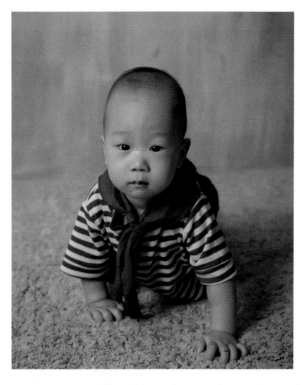

重增长还是比较令人满意的，到目前长了 10.5 千克，宝宝现在估重是 3.4 千克。

很多人都认为怀孕后就应该好好补补，我的家人和朋友也认为多吃就是王道。很幸运的是，我在怀孕不到 10 周时就接触了知妈堂，第一次试听的课就是魏老师的孕期体重管理课，当时印象最深刻的一个观点就是孕期不需要一个人吃两个人的饭！这也成了我日后的饮食原则。

我的早孕反应不是特别严重，但基本也没什么胃口，尤其是对肉类。那时就是多吃菜，所以 3 个月下来，体重 1 斤没长。从第 4 个月开始，胃口开始恢复，但每顿饭也都是按正常饭量吃，没有额外地补充营养，但为了让自己的营养更加均衡，我在食物的种类上下了点儿工夫，每天尽量吃到 30 种食物，而且是少食多餐。在孕前我也不喜欢吃油炸食品，口味以清淡为主，孕后更是如此，所以我家的菜基本都是以蒸或炖为主。每天固定要保证 1 个鸡蛋、奶 500 毫升，每顿正餐都是荤素搭配，粗粮与细粮结合着吃，水果和坚果都是放在上午的加餐中。在具体吃什么的问题上，我也没有太多的禁忌，我的原则就是：什么都可以吃，但什么都不要多吃。在整个孕期我并没有出现过总是吃不饱的感觉，因此都是以平常的正常食量为准，虽然体重并没有进行过刻意地控制，但没有出现过过度地飙升或者下降。从第 4 个月开始，每周体重都以 0.4 千克的速度增长，宝宝的体重也在正常范围内持续稳定地增长。

虽然没有刻意地补充营养，但每一次的孕期产检各项指标都很正常，像比较常见的贫血、血糖升高等，这些状况我从来没有发生过。所以我的经验就是饮食一定要多样化，正常的一日三餐再搭配适量的水果。还有一点很重要，就是孕期要坚持运动，每周至少保证 3 次，每次连续 1 小时。这样体重自然不会长太多，不仅产后容易恢复身材，也为自然分娩打下基础！

王丽梅一日食谱	
早餐	牛奶 250 毫升，煮鸡蛋 1 个，鸽子蛋 1 个，面包 1 个，小西红柿
上午加餐	苹果半个，核桃 2 个
午餐	菠菜炒鸡蛋，胡萝卜，白菜，羊肉，拉面
下午加餐	葡萄 10 个，蓝莓 10 个，草莓 5 个
晚餐	鸡丁，柿子椒，茄子，圆白菜，冬瓜，米饭
晚加餐	牛奶 250 毫升

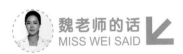

魏老师的话
MISS WEI SAID

　　王丽梅话不多，文文静静的，每次听课总爱坐在最后面。但她是一个非常细心的妈妈，每节课都学得很认真，最重要的是学完了就认真地做到，丝毫不马虎。文如其人，亲切细致的字句背后是认认真真地执行，是对自己和宝宝负责。丽梅生产的过程也非常顺利，总产程 6 小时。产后成功做到纯母乳喂养。

　　丽梅生宝宝第 2 天，我正好在知妈堂讲课，课上的孕妈妈看到丽梅顺产只用了 6 个小时，就说："魏老师，她生得这么顺，把她的食谱给我们看看吧，我们也要照这样吃。"我说："没问题啊，但是丽梅可不只是饮食做得好，运动课也上得好，呼吸也练得好，想顺产可是个大工程，每样都得做好才行。"大家注意丽梅的水果是怎么吃的？一个一个数着吃的。你要不信，还是买个电子秤，中等大小的"苹果半个 + 葡萄 10 个 + 蓝莓 10 个 + 草莓 5 个"，你称称看，这样就叫总量控制，多样化。每个准妈妈的饮食习惯不同，每个孕妈妈都可以调整出适合自己口味的食谱，原则是一样的，规律，定时定量，荤素搭配，多样化。

　　丽梅的体重产后半年恢复。呱呱小朋友现在 1 岁 7 个月，上个月身高 83 厘米，体重 11.5 千克。

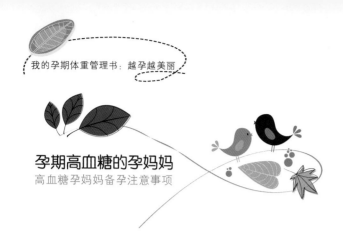

孕期高血糖的孕妈妈

高血糖孕妈妈备孕注意事项

　　确切地说，备孕的时候大多数准妈妈都不知道自己的血糖会不会高。妊娠期糖尿病出现在孕 24 周以后，胎盘分泌的各种激素会对胰岛素有拮抗作用，造成胰岛素相对不足。这种情况要到 24 周以后才能通过检查得知。

　　孕前血糖就高的孕妈妈自然要调整好饮食，不知道自己血糖会不会高的孕妈妈也要调整好饮食。合理的饮食虽然不能改变我们的胰岛细胞，但是能帮助血糖不超标。在做血糖的检查之前，很多孕妈妈因为担心过不了关，提前两三天就开始节食，这种做法特别不可取。这个检查可以让我们知道胰岛细胞是不是有潜在的问题，特别是家人有患糖尿病的孕妈妈，更应该提早知道。如果仅仅为了过关，节食让血糖变低，那么就等于给自己的身体里埋了一颗不知道什么时候会爆炸的炸弹。希望孕妈妈们别害怕，勇敢面对血糖检查，健康一定要掌握在自己手里。

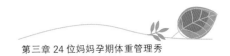

孕期高血糖的孕妈妈

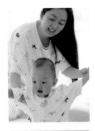

孟文琦：孕育应该是一个科学的过程

妈妈：孟文琦

男宝：松子

孕 23 周加入知妈堂体重管理体系。孕前体重 55.4 千克，BMI21.6，属于正常型，孕期计划增重 12 千克～ 12.5 千克。全孕期增重 11.4 千克，宝宝 3200 克，剖宫产。

总觉得怀孕生孩子这件事情应该是一个科学的过程，应该多学习相关的知识。于是我在怀孕后便开始寻找孕期教育机构，最终幸运地找到了知妈堂。我觉得知妈堂的课程特别丰富，科学与娱乐两不误，还有我喜欢的手工，让我一下子就认定了它。我是怀孕 23 周开始上魏老师的体重管理课程的，孕前体重是 55.4 千克，到 23 周的时候已经 61.4 千克了。由于孕前期比较喜欢水果和甜品，没有意识到这些会对体重造成较大影响，所以前期体重控制得不太理想，还一定程度上导致了血糖检测没通过，整个孕期必须监测血糖值。

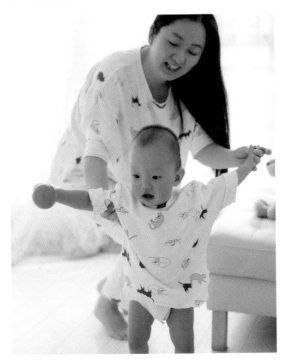

孕前期 23 周我的饮食和作息基本上是这样的：

7：30 起床，早餐：1 片烤全麦面包夹奶酪，250 毫升牛奶，1 个水煮鸡蛋，DHA，综合维生素

9：30 上班，10：30 加餐 1 个大桃子 / 1 盒葡萄（14 厘米 ×14 厘米的塑料盒）混合杏或者蓝莓

13：00 午餐：一般与同事一块去吃炒菜和米饭，饭后 1 瓶酸奶

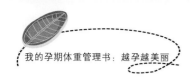

15：00/16：00 加餐：两三片烤馒头片 / 1 个大桃子 / 1 盒葡萄（14 厘米 × 14 厘米的塑料盒）混合杏或者蓝莓

19：00 晚餐：在外面餐厅吃

基本上是水果的量比较大，在外面吃饭太多，加餐不是太合理还经常吃甜品。

从 23 周开始上了魏老师的体重管理课程之后，我开始调整控制饮食，注意食物种类的多样化，每天食物种类尽量满足 30 种，调整各类食物在一日饮食中的比例，尽量把营养放在早餐和午餐，晚上简单清淡，减少在外吃饭。严格控制水果的量，尽量不吃甜食（会导致血糖升高）。一日做到六餐，每隔 2 ～ 3 小时吃点东西，吃完三餐散步或简单运动一下。每周有 4 ～ 5 天，每次 1 个小时认真上知妈堂的运动课。随着几次与魏老师的沟通调整，基本上做到了每周增长 0.4 千克～ 0.5 千克。也很好地控制了血糖值。孕 37 周的时候体重为 66.8 千克，从怀孕开始增加了 11.4 千克。还剩 1.1 千克留给最后几周。去医院检查大夫都夸奖我体重控制得好，孩子长得合适，营养也很平衡。整个孕期除了综合维生素和 DHA 没有吃过其他任何药片。这都得益于科学的饮食管理和孕期合理的运动。

孟文琦一日食谱	
早餐（8：30）	黄瓜鸡蛋海参炒米饭 50 克，牛奶 1 杯，维生素 DHA
	10：30 血糖值 5.9
上午加餐	枣、葡萄几个，苹果 150 克
午餐（11：30）	木须肉（鸡蛋、黄瓜、猪肉），熘肝尖（黄瓜、猪肝、鸡蛋），香菇油菜，猪腔骨白萝卜汤，玉米面菜团（青菜＋猪肉）
	13:30 血糖值 6.1（散步）
下午加餐（15:00）	小桃 1 个，枣、葡萄几个、16：00 小橘子 1 个、17：30 酸奶 1 杯
晚餐（18:40）	西葫芦西红柿，猪肉炖豆芽，卷心菜，白米糊粥 1 碗，杂面小窝头 2 个，肘子肉 4 片
	20:40 血糖 6.9
晚加餐（21:40）	无糖酸奶 1 袋

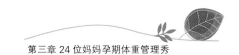

了解了饮食的重要性，为了吃得更健康，我基本就不在外面吃饭了。家人给了我很大的鼓舞支持，我父母平时就很注意养生，他们听我说每天要吃 30 种食物，就经常花心思做给我吃。比如做一个蘑菇清汤就到市场上买七八种蘑菇一起炖，用料理机混合各种豆子、米、红枣、桂圆、枸杞等的打米糊。

我孕期控制体重的最大经验就是饮食多样化，控制好各种食物的量，一日 6 ～ 7 餐，降低血糖值，合理科学地运动。希望每一位准妈妈都能坚持做到这些，既不会增加太多体重，又能满足宝宝生长发育的需要。

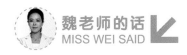

魏老师的话
MISS WEI SAID

　　有人说糖尿病饮食是适合所有人的，其实不假。大多数患妊娠期糖尿病的孕妈妈都能通过合理饮食和运动很好地控制血糖。糖尿病的孕妈妈每天可以吃六七餐或更多。文琦测糖耐稍高一点儿，她调整到了三正餐四加餐就可以了。而且你可以看出，什么都可以吃，每天的主食、蔬菜、水果、肉类、奶制品每一类的营养素也都够了。文琦一直保持着轻松的心态，她对自己的饮食量、时间的控制非常清晰有条理，到时间就吃东西，餐与餐之间绝不乱吃。有一次我问她有什么困难吗，她笑呵呵地说："没有啊，我就按你说的那个量吃，发现血糖就没问题。"血糖不是问题，文琦的体重一直也就不是问题。只要把每天的量和时间掌握好了，就能做到既不缺营养，又不长过多体重，血糖也不高。

　　总结起来控制血糖的两大法宝，一是分餐，二是多样化。简单举个例子，吃 1 个馒头血糖超标，那就把 1 个馒头分 2 次吃，每次吃半个馒头，间隔 2 小时以上。这样既能保证热量摄入，又不会让血糖超标。多样化是利用种类来平衡升糖指数，食物的升糖指数分为高、中、低三种，只选择一种食物，那有可能就选了高升糖指数的食物，但是如果随机去选 5 种～ 6 种，那么平均下来就更趋近于中等。这样既能摄入多种的营养素，又不会血糖超标。单纯改吃纯粗粮，或者大部分吃粗粮的误区在于，有些粗粮的热量并不低。

　　文琦的体重产后 1 年恢复，一直坚持母乳喂养。现在松子小朋友快 16 个月，身高 85 厘米，体重 10.75 千克。

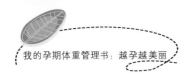
孕期高血糖的孕妈妈

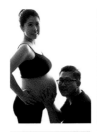

齐辰：为宝宝创造健康环境的第一步

妈妈：齐辰

男宝：元宝

孕 17 周进入知妈堂孕期体重管理体系。孕前体重 62 千克，BMI22，属于正常型，孕期计划增长 12 千克～ 12.5 千克。全孕期增重 11 千克，宝宝 3760 克，顺产无侧切。

　　我相信，所有的妈妈都会尽力把最好的给宝宝，我也一样。知道怀孕后，我最先想到的就是饮食问题，想让宝宝健康成长，饮食可是关键的一步。对于一个婚后长胖 15 斤，正准备减肥的人来说，怀孕是一个逃避减肥的最佳理由，于是我买了第一本孕期食谱，计划好吃好喝一番，对家人、朋友、同事送来的"对孕妇好的美食"也全部照单全收，绝不拒绝。

　　因为早孕反应，我前期的体重基本没有长。进入孕中期，在肚子没有长大的时候，胃口长得很是凶猛，我很担心体重的问题，赶紧学习了孕期体重管理课。不得不说我是个很乖的孕妇，很认真地按照老师说的去调整饮食，但是时间久了，心里直痒痒，尤其对"每天只吃 250 克水果"这一条，觉得太残酷啦，于是我开始给自我催眠，"多吃点儿水果宝宝皮肤白""多吃点儿水果补充各种维生素"，不由自主地每天加一点儿、加一点儿，自己的嘴巴真是得到了大大的满足。时间过得很快，眼看肚子一天天大起来，体重也在勇攀高峰，我又开始励志控制体重，但是水果的量并不在我考虑控制的范围之内，我开始控制主食、甜食的量，觉得少吃主食或者不吃主食体重就可以不长那么快了，进入了大大的误区。

　　做完糖耐量筛查，当我看到结果档案上出现两个红色字"高危"时，我真是傻眼了，没想到自己被判定为妊娠期糖尿病，脑子里瞬间挤满了巨大儿、糖尿病宝宝等字眼，冷静后，赶紧约魏老师帮我调整饮食。为了宝宝的健康，我的母爱爆棚，严格控制饮食，尤其是对水果的摄入上，做到种类多样化，但每

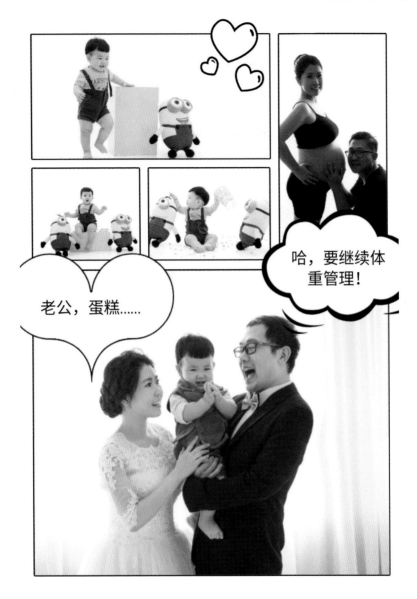

天不超过250克。搭配着粗粮吃足够分量的主食，换着样吃青菜，在管住嘴的同时，还要迈开腿，坚持每周至少上 3 次运动课，吃完饭尽量走半个小时再坐下。这个过程看似简单，但是也不容易坚持下来，经常路过蛋糕房走不动路，眼巴巴地被老公拽走。家里人陪着我低盐、低糖、低油，换着样做青菜，帮我吃掉半个苹果或者半个橙子……不得不说没有家人的支持，我自己是很难坚持的，现在我怀孕 39 周了，从怀孕开始体重增长了 12.5 千克，并且在之后的血糖检查

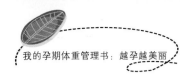
中，没有再出现超过标准的现象。眼看就要和宝宝见面了，我觉得一切的坚持都是值得的，我做到了为宝宝创造健康环境的第一步。

齐辰一日食谱	
早餐	豆浆1碗，煮鸡蛋1个，素包子一个半
上午加餐	苹果1个
午餐	肉烧豇豆，家常豆腐，盖菜，蒜蓉茄子，疙瘩汤，肉酱意面少量
下午加餐	银耳汤1碗，核桃2个
晚餐	鲍鱼，小米鳕鱼蔬菜沙拉，牛腩面
晚加餐	无糖酸奶1杯

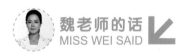

魏老师的话
MISS WEI SAID

看，元宝妈妈全家总动员！

对于大多数血糖高的孕妈妈，通过分餐和运动都能够很好地控制血糖。但是说句真心话，饮食真是个麻烦的事儿！每天三正餐三加餐，要吃饱、吃好、吃得可口、吃得卫生、吃得均衡，特别是对于上班族妈妈，真的是件不容易的事儿。有的妈妈跟我说，中午单位的饭不可口，外边吃又不放心，只好对付，晚上回家再好好补补。晚上补的结果就是体重容易超标。

家人总是希望孕妈妈多吃，看着孕妈妈吃了才觉得安心，有时候孕妈妈明知道吃多了，或者觉得家人照顾自己蛮辛苦的，也不好意思拒绝，只好本着"孝为先，和为贵"的原则硬着头皮吃。吃的结果就是体重超标。

所以，孕妈妈的体重是全家的事，需要家人的理解和支持。家人特别是准爸爸，最好跟着孕妈妈一起学习。孕妈妈在孕期最需要另一半的理解和体贴，准爸爸的支持是最最有力的！

有个宝妈告诉我这么一件事，怀孕以后，她自己补，宝爸也跟着她补。整个孕期她长了10千克，宝爸也长了10千克，生完宝宝她的体重很快回去了，可是宝爸的体重却再也没回去。

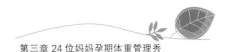

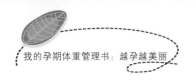

孕期高血糖的孕妈妈

田洪君：知识让我体会到快乐育儿

妈妈：田洪君
大宝：雯清　二宝：雯茹

孕 20 周加入知妈堂体重管理体系。孕前体重 51 千克，BMI21，属于正常型，孕期计划增重 12 千克～12.5 千克。孕期一共增长 12.5 千克，宝宝 4400 克，顺产无侧切。

我以前是公认的“干吃不胖”型，所以一直以来都是肆无忌惮地“胡吃海喝”，特别爱吃水果和小零食。怀大宝的时候，我被诊出妊娠期糖尿病，每天晚上都要用胰岛素。后期虽然也注意了少吃水果，但是并没有特别科学和规律

地调整，整个孕期体重长了 17.5 千克。

大宝 11 个月的时候我怀了二宝，那个时候我真的很开心，因为有了养育大宝的快乐体验才更期待二宝的到来。这时经验更丰富了，就会更加注意自己的饮食和体重了。我知道准妈妈每天的饮食会直接影响宝宝的健康，而且我怀大宝时血糖高，所以我从发现怀孕开始就认真地调配自己的饮食。虽然是怀二宝了，但是知识是必须学习的。在养育大宝的过程中有时觉得知识不够用，有了二宝自然会想要做得更好。第一次到知妈堂听课听的是魏老师讲婴儿食物转换，听完以后觉得非常科学而且系统。家里其他人其实对孩子的饮食还是有些误区的，我正发愁不知怎么跟家人沟通，一节课下来马上把自己用知识"武装"起来。特别是听魏老师讲让宝宝自己吃饭是对宝宝身心健康都有利的事情，回家以后就让大宝自己吃饭，15 个月的大宝就很乖地自己吃饭了，家人也都很高兴。

怀大宝的时候我有妊娠期糖尿病，医生认为第一次已经是妊娠期糖尿病，也就不再做血糖的检查，而是让我自己监测血糖。第一次调整饮食的时候，魏老师说我的饮食已经非常规律，其实从一发现怀二宝我就不敢乱吃了，从一开始就比较注意水果的摄入量。魏老师告诉我两个宝宝离得比较近，妈妈需要更多的营养。孕中期要多补充优质蛋白，多吃绿叶蔬菜，维生素、矿物质都要持续地补充，才能让准妈妈和宝宝的体质更好。要控制好血糖，除了水果，零食、甜点都要控制，因为并不是只有甜味的食物才使血糖升高，油炸食品热量比水果更高。我也会有自己控制不住想吃小零食的时候。孕期 6 个半月的时候可能是小零食吃多了，血糖突然高了，有一次餐后血糖是 8.3，赶紧去问魏老师，担心会不会又要用胰岛素了。魏老师说餐后血糖最好是在 6.7 左右，但是如果稍高，不超过 8.3 就不用胰岛素，最好还是通过分餐和餐后增加一些运动的方式来控制。我想到是那些小零食惹的祸，就不敢再乱吃了，餐后再加上 10 ~ 20 分钟的散步。到了 7 个半月血糖已经控制得很稳定了。

孕 31 周，体重增加了 8 千克，到了临产前刚好长了 12.5 千克。家里人有时会担心营养是不是不足，但朋友们倒是很羡慕我体重控制得很好。孕期体重不用长很多，只要注意营养搭配就好了，按照科学的理论吃就不会有问题。

我觉得孕期最开心的事情还是去知妈堂学习各种育儿知识，知识的储备对于新手妈妈来说是非常关键的，会让新妈妈更轻松地面对孩子成长中遇到的各种状况，让妈妈体会到真正的快乐育儿。

田洪君一日食谱：	
早餐	牛奶，小馒头 1 个，红薯 1 块，南瓜 1 块，黄豆芽，奶白菜，紫甘蓝，豌豆
上午加餐	鸡蛋 1 个，苹果半个
午餐	米饭，鱼，排骨，海带，西红柿，白菜，苋菜
下午加餐	牛奶
晚餐	馒头，秋刀鱼，黄瓜拌海蜇，肉末小油菜，粉丝小白菜，冬瓜海米紫菜汤

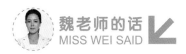

魏老师的话
MISS WEI SAID

　　在体重管理体系中，偶尔会见到超过 4000 克的巨大儿，这并不是说管理无效。孕妈妈的饮食合理而宝宝长得比较大一般有两种情况，一是遗传因素，父母双方身材都比较高大，出生体重都大的，对宝宝是有影响的。这样的宝宝出生以后身长可能达到 53 厘米以上，但身材属于匀称的，不是那种脂肪都坠下来很肥胖的状态。这样的宝宝也会一直高大下去。二是血糖的影响，有妊娠期糖尿病的孕妈妈，孕期血糖偏高，宝宝就有可能长得比较大，田洪君大宝出生就是 3900 克，二宝就更大。

　　在有效管理的情况下，巨大儿的发生率可以控制在 3% ～ 4%。孕期血糖的管理不能一味地追求血糖值低，我曾经遇到过有的孕妈妈拼命控制饮食，空腹血糖低到 3 点多，都快晕了。血糖高的孕妈妈要特别注意自己的饮食，别怕麻烦，利用进餐的时间和食物的种类来调整，再加上有效的运动，都是比饿着要好得多的办法。生完宝宝以后的生活中都要注意。妊娠期糖尿病反映的是胰岛细胞的代偿功能不足，有 1/3 的妊娠期糖尿病会在远期变为真正的糖尿病。如果能够尽早地重视这件事，从年轻时就注意合理的饮食，那么未来完全可以做到血糖不高，也不会出现很多并发症。在孕期出现糖尿病，有时是我们无法避免的，前面讲到多哈理论，可能我们在胎儿时期胰岛细胞就受到了影响。我们没有办法选择从哪里来，但是我们可以选择往哪里去，方法就在我们自己的手中。

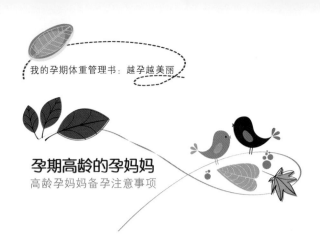

孕期高龄的孕妈妈
高龄孕妈妈备孕注意事项

　　离开医院越久，对于高龄的感觉就越淡。多元文化的时代，越来越多的妈妈选择在 35 岁以后生宝宝。有不少人对高龄误解很多，甚至有人认为 35 岁以后就"不能"生了，那真是错得离谱。回想起在医院十年所见，40 多岁自然怀孕的妈妈也见过不少，20 多岁治疗不孕的人也见过不少。就连我自己，也是我妈妈在 40 岁高龄生下的。年龄并不是界限，关键在于身体的健康程度。如果一直都坚持健康的饮食和运动，身体状态良好的妈妈，完全可以孕育一个健康的宝宝。

　　高龄孕妈妈备孕一定要做好时间安排，提前半年做全面的体检，饮食、起居、睡眠、运动，都要做好规律的调整。另外，要做内分泌的检查，了解激素水平，并重点监测排卵，让自己早点儿怀上宝宝。40 岁以上的准妈妈准备充足的情况下，半年之内如果不能自然怀孕，建议找医生帮忙。毕竟女性的生育力随着年龄下降，到了 40 岁以上最好不要等得太久。

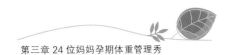

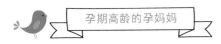

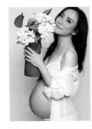

卿丽娟：三高妈妈也有美丽孕期

妈妈：卿丽娟

女宝：小萝卜

孕 13 周进入体重管理体系。孕前体重 58 千克，BMI22，属于正常型，孕期计划增重 12 千克～12.5 千克。全孕期体重增加 6.5 千克，宝宝 3100 克，顺产无侧切。

我一直忙于工作，等到 35 岁才把宝宝一事纳入日程。良好的工作习惯让我一进入孕期，就开始把自己的孕期像工作一样规划起来，包括孕期体重控制、孕产知识学习和科学胎教计划。

孕早期因为先兆流产我一直静养。13 周"警报解除"，我就开始对自己体重进行管理。这个时候我的体重增加了 2 千克，这是孕早期的正常范围。第一次饮食指导之后，我完全理解了体重控制的意义，并不是体重不长或长得少就算成功，而是营养均衡、合理运动才能让自己和宝宝都健康。我按老师的要求把以前不爱吃的胡萝卜、南瓜加入了自己的食谱，有计划地增加了蔬菜。我还给宝宝起了一个比较中性的小名叫"萝卜"，开始每天给宝宝讲故事。

到了 24 周，我在产检中发现了血糖高，但是我并没有慌张，从医生那里

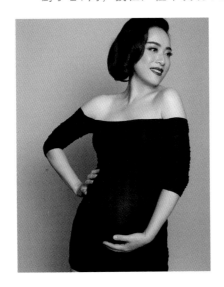

了解到，绝大部分的妊娠期糖尿病通过良好的饮食和运动都是可以控制的。我开始进行更为细致的孕期饮食和运动的重点控制，并且卓有成效，血糖指数一直在安全线内。孕 36 周时体重增加 6.5 千克。看到别的妈妈羡慕的眼光，我真开心，肉全长娃身上了，跟我没啥关系哦！更让我开心的事情是没有长妊娠纹！

虽然在 25 周和 32 周时，B 超都显示宝宝脐带绕颈一周，但是我仍然坚定顺

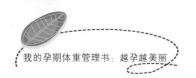

产的信心，静静等待与宝宝见面的那一刻。因为一直认真地学习、充分地准备，孕晚期我也并没有这样那样的纠结，我现在生活调整得可规律了，自己从内到外都觉得舒服。人家说女人怀孕生娃儿相当于一次重生，我慢慢有点儿感觉了。孕 39 周，小萝卜顺利降生，体重 3100 克，成功母乳喂养。我产后体重直接和孕前持平！

小萝卜两个半月体重达到 5.5 千克，自己会翻身，夜间能持续睡眠 6 个小时。我觉得娃娃越来越好带了。现在，她越来越爱笑，还爱手舞足蹈，哭只有一个原因——饿了。我有个朋友比我晚 3 天生。有一天，她哭着跟我说不想喂奶了，因为夜奶太累。我理解她，但我跟她说："再坚持一下吧。"我不想以后对娃有愧疚，不想以后再后悔为什么我不多喂几个月母乳！

卿丽娟一日食谱	
早餐	豆浆半杯（花生、大米、黄豆、黑豆），西红柿打卤面一小碗
上午加餐	鸡蛋 1 个
午餐	土豆炖排骨，凉拌牛舌，炒莴笋，木耳菜汤，二米饭
下午加餐	苹果半个，黄瓜半根，牛奶 250 毫升
晚餐	米饭，鱼头炖豆腐蘑菇，凉拌黄瓜彩椒
晚加餐	脱脂奶 250 毫升，全麦面包 1 片

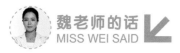

魏老师的话
MISS WEI SAID

　　看到这样美丽的妈妈，你会觉得高龄根本不是事儿。丽娟也是位幸运的妈妈，孕期吃得好，体重却长得少。看着这些文字，仿佛她一路不慌不忙地走来，一切都顺利，一切都跟年龄无关。美丽着，淡定着，如春风化雨一般。

　　孕育是否顺利，跟年龄没有必然的联系，但是跟学习有必然的联系。之所以能做到，源自学习。有人觉得年龄大了，体力不如年轻人，带宝宝会很辛苦，可是像小萝卜这样的宝宝就很好带啊，能吃能睡，不哭不闹，给妈妈省了多少心。还是那句话，孕期妈妈吃好睡好，胎教好，宝宝营养充足，情绪就会稳定。就连妊娠纹，也不是必须长的呀。

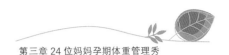

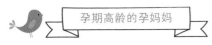
孕期高龄的孕妈妈

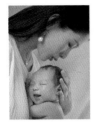

李南：生命中最深切的需要和满足

妈妈：李南
女宝：维依

孕 25 周进入知妈堂孕期体重管理体系。孕前体重 54 千克，BMI19.1，属于正常型，孕期计划增长 12 千克～12.5 千克。全孕期增重 10.5 千克，宝宝 3040 克，剖宫产。

　　人能真正控制的东西并不太多，自己的体重和身材应该是其中之一。保持体重对我来说并不意味着单纯地节食，我希望能瘦得健康，重视饮食结构和锻炼是重中之重。我曾经花很多时间研究食材，请私教到今年也已经是第十个年头。于是，我一直可以穿 10 年前的旗袍，我可以穿礼服时露出紧致的手臂和轮廓鲜明的锁骨，我可以体态轻盈地不输那些小姐妹。真的，年轻没什么，谁没年轻过呢？显得年轻才算本事！这种习惯和状态让我感觉到那种掌控的快感、坚持的力量、自信的姿态。这绝对是生活中的正能量啊！

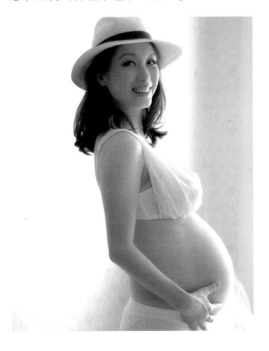

　　应该说良好的习惯对于孕期保持体重是很重要的。尽管在孕早期我发现饮食的偏好确实有很大改变，但随后，多年形成的饮食习惯对我来说还是起了决定性的作用，再加上有专业营养师的指导和督促，控制体重就变得没有那么困难。在怀孕前三四个月，我瘦了六七斤，那时的困难是找到想吃和吃下去不吐的东西。到后来，饮食结构需要更均衡，以便为宝宝提供全面的营养，所以

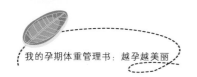

我努力增加了肉食和坚果的比重。还有就是锻炼，孕前的训练不能做了，当早孕反应结束后，孕6个月开始在知妈堂上运动课。以前的健身房咫尺之遥，现在路上来回要一个半小时，天气慢慢热起来，肚子一天比一天大，坚持下来确实不易。但在课堂上，看到姐妹们那种执着认真劲儿，每每让我心生感动，也是我坚持的动力。

值得欣慰的是，我到了孕晚期反而状态比以前好，除了妊娠反应没有其他疾病，没有便秘、痔疮，没有各种关节骨头痛，也没有特别的疲劳感，还没有长妊娠纹。肚子不算大，胎儿不算小，步履也还轻盈。当有人说："你哪像个孕妇啊！""9个月还能拍出这么优雅的大肚照！"甚至"这是我看到的最美的孕妈妈"时，自然是最开心的时候。其实，很多焦虑和担心是不必要的，谁也不会预料到事情来临时会怎么样，做自己就好。

之所以成为高龄产妇，就是因为以前过多地纠结，走到今天，已经释然了。女人做母亲是她生命中最深切的需要和满足，也是一个自然的生理过程。现在的我比年轻的时候更有一份从容、淡定与宽厚。我渴望见证一个生命的成长，与她分享我在这世间的种种体验，同时也相信她的到来会给我自己的生命带来新的滋养！

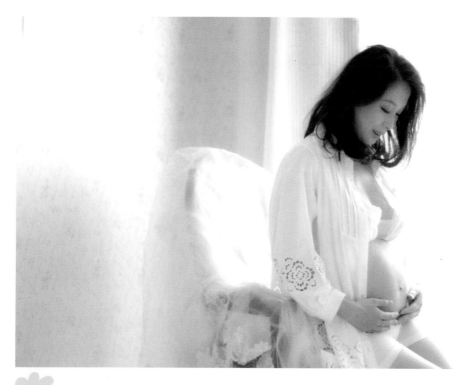

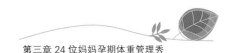

李南一日食谱	
早餐	牛奶麦片（加松仁、葡萄干），冰糖燕窝，面包，水煮蛋
上午加餐	桃子
午餐	米饭，油菜炒木耳，清蒸鳕鱼，青椒茄子，冬瓜排骨汤
下午加餐	核桃
晚餐	馒头，绿豆粥，凉拌黄花菜，红椒青笋炒肉，凉拌西红柿，苦瓜煎蛋

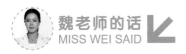
魏老师的话
MISS WEI SAID

　　42 岁在医疗上不仅会被冷冰冰地划进"高龄"的范围，还是"高危"，那就意味着危险、各种并发症、恢复不好等。但是在李南的照片中你看到的是宜古宜今的美丽，在李南的文章里你看到的是无比的自信和洒脱。率真的文字，豁达的心情，让人心生敬佩。当看到那一句"做母亲是生命中最深切的需要和满足"时，我直接泪奔！李南写得太好了！所以，不加一字，不删一字，在这里原原本本地展现给大家。

　　李南的体重在产后半年恢复到孕前的水平，让人感动的是，宝宝的事情她都亲力亲为。爱美的李南虽然希望体重立刻恢复，但是为了给宝宝最好的母乳，她并没有急于节食运动，而是一直坚持好好吃饭，纯母乳喂养，真正做到了她自己所希望的"见证一个生命的成长"！

　　李南一直坚持喂母乳到宝宝 17 个月。宝宝 1 岁半，身高 88.5 厘米，体重 11 千克。

孕期高龄的孕妈妈

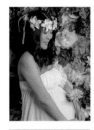

孟黎：把学习模式进行到底

妈妈：孟黎

女宝：纯熙

孕 24 周进入知妈堂孕期体重管理体系。孕前体重 64 千克，BMI22.4，属于正常，孕期计划增长 12 千克～12.5 千克。全孕期增重 12 千克，宝宝 3850 克，顺产。

备孕的时候就有各种担心，能不能怀上啊？高龄怀的宝宝能健康吗？能不能自己生？我知道剖宫产对宝宝不好，对妈妈的身体也特别不好。自己就是剖宫产的，我就特别想让宝宝能顺产。知妈堂万寿路店开张那天也是巧了，我正好经过，一看孕期的课程太好了，正是我要解决的问题，理念也是我所喜欢的，我就想等怀孕了一定要来。没过多久我真的怀孕了，简直就是天意啊。前 4 个月我听医生的建议老老实实地待着，第 5 个月才来上课，我后来觉得早点儿来就好了，就算是不能运动，知识课也应该早听。老师们讲的专业知识能帮助准妈妈们少走弯路，毕竟自己找到的资料没办法用专业的标准去准确地判断。

以前我也很重视饮食，我妈妈有糖尿病，但是饮食调理得比较好，12 年来血糖从没高过。我有很多健康饮食的习惯都是因为我有个爱学习的好妈妈。之前我很注意饮食的搭配，主要的误区在于主食和水果的量，特别是水果，我想着孕妇嘛，爱吃就吃了，水果是健康食品啊。听魏老师讲课，看到那些数据表格才明白，饮食的多少不是想出来的，而是要看数字。人体的吸收有限，均衡也不能靠想象，电视和杂志看来的有些也是模糊的概念，我们要真正去了解自己的食物还是要靠学习的。

水果少吃了，有阵子就特别馋，但是还要告诉自己，控制！控制！控制！后来我发现，老师给安排的食谱最大的好处就是，想吃东西的时候就正好可以吃加餐，从早到晚都是有机会吃的。于是我就把注意力转移到吃别的东西上。比如坚果，我真的是一粒粒数着吃，坚决不超量，既解了馋，体重也不会超标。那段时间我也特别注意饮食的种类，每天晚上全家凑一块儿一起算自己早餐吃了多少种，中餐吃了多少种，晚餐再做点儿什么凑种类，挺好玩的呢。

孕晚期的前半部分，我想再让体重少长点儿，晚上开始吃水果代替部分晚餐，再加上上班忙也没运动，一个月体重竟然长了4千克。最后一个多月我可不再多吃了，还是按照标准的餐次来吃，每天坚持去上一节运动课，这一个月还瘦了点儿呢。找到了饮食和运动的平衡点以后，根本都不用再去想体重了。我妈妈还调侃我，说我怀孕比平时生活得更健康了，各种"恶习"都改了，也不熬夜了，还坚持运动了！本来医院的医生都动员我剖宫产，我坚持要生。生的那天，已经过了预产期3天。但我一点儿都不担心，产检一切正常，我就等呗，头天我还去参加了单位的年会。半夜12点见红，我不慌不忙洗了个澡，让先生给我煮鸡蛋，在家数宫缩。等

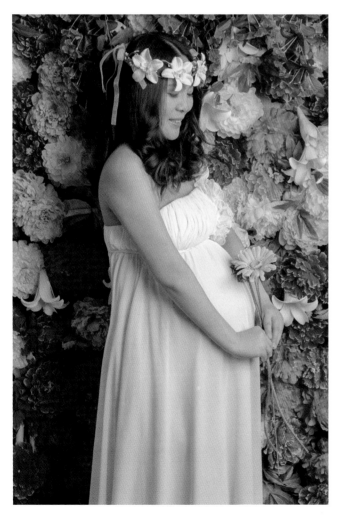

到5点宫缩规律了我才去医院，因为我怕去早了医生又要让我剖。在医院给我检查的正好是给我产检的医生，一查我都开五指了！哈！这下得让我自己生了！当时医院忙得都没有平板车，我就自己走上楼去，到产房开了七指。都没去待产室，直接上了产床！

我一直坚持做呼吸法，开始是挺疼的，但是后来我觉得似乎是不那么敏感了，而且我很明显能感受到宫缩的变化。体会着自己身体的变化，慢慢地觉得我是可以感知自己的，我是最了解自己的。医生来看产程依据是医疗的指标，医生是无法感受到准妈妈的感觉的。而我自己，因为准备得充分，真的能够体会到自己的产程自己做主的快乐。这一点对我的影响很大，作为一个

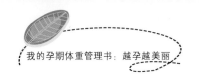
女性，孕育的过程，其实也是重新认识自己的过程。知识就是通向这个世界的钥匙，让我看到一个不同的世界，一个更好的自己。之所以我能毫不犹豫地坚持到底，就是因为准备充分，每一步我都知道自己该做什么。

8 点 37 分宝宝出生了，顺产！52 厘米，3850 克，宝宝匀称结实，一点儿都不像七斤七两的样子。宝宝被放到我怀里的时候，也不用教，自己就开始吸吮，而我就奇迹般的有了奶水。等到家人拿着大包小包，带着奶粉把我从产房接出来的时候，宝宝已经吃饱了。生完宝宝的那阵子，所有的人都夸奖我，谁都没想到我能生得这么顺。我母乳喂养到 14 个月，比我年轻的妈妈都断奶了，同事们可佩服我了。宝宝一直到 9 个月都是我和先生带着，这一点真的要给我的先生一万个赞，孕期的课程就是应该全家一起听才好。宝宝出生以后，生活很规律，比较好带，从来没有便秘过。最突出的是对音乐的敏感和超强的运动能力，所有大动作在我们小区里都是第一名，比正常的标准提前三四个月。9 个多月自己就扒着沙发站，我们每天还撅着她让她多爬，没想到 10 个半月自己就走路，根本没人教，也没用扶着。宝宝的发育真是神奇，到了那个时候，她该会时自己就会了。小区里的孩子们都胖嘟嘟的，就我家闺女身材最"匀称"。我们重视她的饮食，但不会逼着她多吃，非胖不可，只要是正常范围就好了。现在，她每天早晨起来，先去看狗狗，第二件事是看书，然后就是打开音响听音乐。在美吉姆上音乐课时满场飞跑，每天都是充满活力的样子。

刚开始去知妈堂上运动课时，我真心觉得自己的体力不如人家 20 多岁的年轻妈妈，但是运动老师告诉我，不用纠结于动作本身，首先要做到让自己舒服、开心，每个妈妈都要把动作做到舒服，而不是单纯要求坚持的时间长。一段时间以后，我真的能毫不费力地上运动课了。从怀孕前年龄就困扰了我，但是随着不断地学习，积累知识，我反而觉得正是年龄让我有更多的感悟和思考。在养育宝宝的过程中，也会用更广阔的视野去看待成长过程中的种种。每个人都是最了解自己的，孩子也是最了解自己的，当父母成为更好的自己时，也会看到孩子成为独一无二的个体。我庆幸孕期在知妈堂开启我的学习模式，找对了方法，真的是事半功倍。为了和宝宝一起成长，我要把这个模式继续到底！

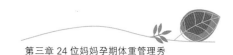

孟黎一日食谱	
早餐	海参半个，牛奶、豆浆各半碗，炒鸡蛋，馒头，花生芝麻少量，魔芋
上午加餐	苹果 1 个，爱乐维 1 片
午餐	火锅：青蒿、蘑菇、白菜、牛肉、面条 1 碗，配芝麻酱
下午加餐	小橘子 1 个
晚餐	豆腐炒莴笋，肉丝木耳，炒小油菜，馒头半个，杂粮粥
晚加餐	牛奶，DHA

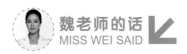

魏老师的话
MISS WEI SAID

　　在跟孟黎聊这段经历的时候，我笑了好多回，孟黎看上去严肃，说起话来十分幽默。怀宝宝的时候，她已经 38 岁了。但是正如她自己说的，年龄带来的是更多的思考和感悟，更强的信心和行动力。特别是她在家数宫缩一直坚持到早上 5 点才去医院，这完全是"专家级"的妈妈啊，只有知识学得透彻，对自己真正地了解，身心和谐一致，才能在产程中自我感知，做到自己的产程自己做主。强大的妈妈才能养育出强大的宝宝，如果你也想有个这样的宝宝，那就从学习开始吧！

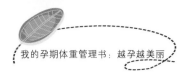

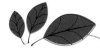

饮食搭配明星妈妈

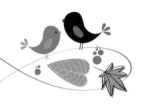

孟孟：我的明星食谱 DIY，一餐吃 20 种食物

妈妈：孟孟
男宝：海豚

孕 18 周进入知妈堂孕期体重管理体系。孕前体重 50 千克，BMI19.5，属于正常型，孕期计划增长 12 千克～12.5 千克。全孕期增重 9.6 千克，宝宝 3080 克，顺产无侧切。

因为工作的关系，我很早就知道知妈堂。和所有的孕妈妈一样，我当然希望孕期自己不会变成一个企鹅妈妈，既能够顺利分娩，宝宝健康，自己也能尽快恢复孕前的苗条身材。所以在怀孕以后，早早地就购买了知妈堂全孕期的课程，同时也加入了知妈堂最新的体重管理体系。

孕早期我过得还比较顺利，反应不是很明显，头三个月体重并没有太大的变化，18 周做首次营养评估时体重增加了 2 千克。负责体重管理的魏老师在

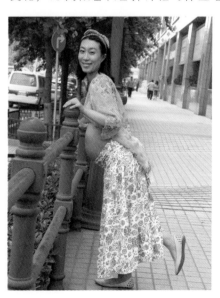

分析评估结果时，说我的饮食习惯很好，体重增长也在正常范围，但饮食的种类不够。孕期饮食最重要的原则是均衡营养，重质而不重量。我回去以后在增加饮食的种类上可是下了不少功夫，特别是午餐，公司的自助餐非常丰富，我每天都会按照荤素搭配多样化的原则选六七种菜。在家的时候妈妈和婆婆每天晚上也会做四五个菜。

到了 24 周左右，我觉得自己并没有吃得太多，可是突然发现体重在一个

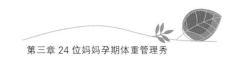

半月内长了 4 千克。于是我按照体重管理的流程仔细地记录了自己一周的饮食情况，我本以为要减少饮食的量，但魏老师说不需要，只需要调整加餐的时间，把孕妇奶粉换成鲜奶，再增加些运动就可以了。我照做了一周，别看方法简单，也没有少吃，但体重马上就控制住了。我又继续记录了一周的饮食，再次发给魏老师。这一次，魏老师夸我的饮食多样化已经做得超级好了，只是几个细节的搭配和坚果种类的选择上要改进一些。魏老师还把我的饮食表格做成图发在知妈堂的微博上，鼓励其他的孕妈妈增加饮食种类。

接下来的一个月，我每天步行 1 个小时，走大约 4 公里路，如果天气不好就在家里做瑜伽。饮食量并没有少，但是体重完全控制住了，一个月增长了 0.5 千克，又回到了正常的范围。产检超声检查，宝宝的发育比正常平均值还要大 1 周。我周围的同事朋友也都很惊奇，我看上去一点儿都不臃肿，如果不看肚子，脸和怀孕前没什么分别。不过我并没有放松，每周坚持记录，魏老师也会每次都给出非常细致的调整方案。魏老师以前是专业的妇产科医生，不仅是饮食，其他孕产问题也都解释得十分详尽，让我非常放心。

孕晚期我一直坚持练瑜伽，腿脚一点儿都没有水肿，走路非常轻快。别的妈妈问我是怎么坚持做到的，其实我有时候也会为了宝宝吃一些自己不太喜欢的食物，不过大部分还是想吃的，主要我的饮食以前也很规律，虽然吃得没有现在科学和健康，但每天都三顿饭，定点定时，不吃零食，早睡觉，所以现在更加系统化规范后不会感觉不适应，反而给我带来更多的信心和满足感。有问题我就问知妈堂的老师们，我一点儿都不担心！

2013 年 8 月 7 日，我早上快 8 点开始规律宫缩，中午 12 点 32 分宝宝出生，总产程 3 小时 48 分。开八指的时候我想着待会儿要进产房用力，需要补充能量，就趁宫缩间歇吃医院给送的海带烧肉，在场的医生护士们都很惊讶。他们说很少看到产妇开八指了还能这样淡定的。因为没侧切，第二天我就开开心心地出院了！宝宝出生后长得飞快，几乎是以每天 50 克的速度在长。出生后 9 周体重 6.5 千克，夜间都能够睡整觉了。

2 年多以后。

我一直喂母乳到 20 个月，豚豚体质很好，20 个月前没有生过病。前两天有一次发烧，是去早教中心被别的小朋友传染的，也是一天就好了。他吃饭特别好，不偏食，胃口特别好，什么都吃，就连发烧都还要求吃饭呢。

现在海豚小朋友 2 岁 9 个月，身高 96 厘米，体重 14 千克。

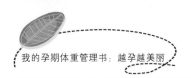

孟孟一日食谱	
	早起后 1 杯白开水
早餐	馒头片，香椿鸡蛋，肘子肉 2 片，牛奶（麦片 + 葡萄干 + 枸杞）250 毫升
上午加餐	草莓，火龙果，苹果，提子
午餐	彩椒（红椒 + 黄椒）虾仁，肉片蒜苗炒五丁（土豆 + 胡萝卜 + 豌豆 + 尖椒 + 肉丁），糖拌西红柿，米饭，综合维生素 1 片
下午加餐	黑瓜子，开心果
晚餐	便萝卜馅饼 1 个，萝卜缨馅饼 1 个，杂粮粥（红小豆 + 紫米 + 胚芽米 + 麦片 + 高粱米 + 小米 + 糯米 + 莲子 + 核桃 + 大米 + 芝麻）1 碗
临睡前	钙片 1 片

 魏老师的话
MISS WEI SAID

　　孟孟是知妈堂第一位接受全程体重管理服务的会员，孕期全程一共 7 次饮食指导。孟孟在饮食多样化方面坚持得特别好，中午单位有自助餐，孟孟利用学到的饮食原则，不但每天都能够达到标准的 30 种以上食物，而且搭配得非常合理。我数了数，她最多的一餐有 20 种食物。增加种类可以在水果、坚果、凉拌菜和粥上下功夫，孟孟每天都坚持这样做，达到 30 种并不是特别困难。

　　从孕期到产后，她一直坚持学习各种知识。经过不断地学习，孕产、胎教、营养、运动、育儿都在她的脑海中形成了牢固的知识体系，自己健康和宝宝的每一步发育都在预期之中。虽然辛苦劳累，但孟孟始终保持轻松的心情，体重也在产后 2 个月自然恢复到孕前的水平。

　　不少人听说宝宝 2 个多月就能睡整觉都觉得很吃惊。其实，这是可以做到的。这里所说的整觉是指 7～8 个小时接近成人的整夜睡眠。做到睡整觉首先对宝宝的体重有要求，需要达到 5.5 千克以上，宝宝的胃才有足够的容量支持整夜的睡眠。然后需要家里有一个稳定的环境，妈妈有良好的情绪。宝宝出生以后体重长的速度要看妈妈的营养是否均衡，海豚宝宝就是因为妈妈的饮食均衡，所以每一顿都能吃到营养均衡的母乳，身体的每一个细胞都不缺营养，都能够飞速地生长。营养好的宝宝身体没有不舒服，妈妈情绪稳定宝宝也有充分的安全感，会自然地形成昼夜的节律，好带的宝宝要从孕期就开始"培养"哦。

　　现在宝宝 2 岁多了，身高 88 厘米，体重 12.25 千克。最令人羡慕的是他出生到现在从没生过病。孟孟一直喂母乳到宝宝 20 个月。

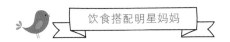

饮食搭配明星妈妈

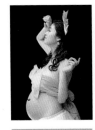

徐希：饮食多样化冠军妈妈

妈妈：徐希
女宝：小木耳

孕20周进入知妈堂孕期体重管理体系。孕前体重50千克，BMI19.2，属于正常型，孕期计划增长12千克～12.5千克。全孕期增重14千克，宝宝3450克，顺产无侧切。

怀孕本身就是件既幸福又辛苦的事，有了爱情结晶幸福自不必多说，辛苦嘛，想想晚上经常会因为尿频而起夜，睡眠质量多少会受影响，而且随着腹中宝宝越来越大，身体也越来越笨重，腿脚可能还会水肿，行动也会不便等。我在孕前身材一直保持得很好，在美食与体重之间从来也没有纠结过，这得益于多年养成的好习惯。哪怕面对馋涎欲滴的美食时，也不会吃得过饱，吃得差不多七八分饱，过完嘴瘾，立即放下筷子，远离餐桌。

第一次做饮食指导的时候，魏老师看着我的饮食记录吃了一惊，说从来没见过哪个妈妈把饮食多样化做到这个程度，一天能吃这么多种东西。其实，我早就知道饮食多样化的好处，单位有自助餐，所以每天都变着花样地给自己搭配饮食，尽量做到一周之内菜品不重样。一来可以充分汲取不同食材的营养，

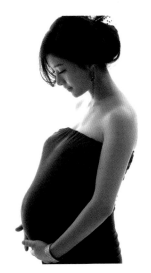

为胎宝宝的成长提供所需的各种养分，也为以后宝宝不偏食打下良好基础；二来可以增强食欲，吃得爽口舒心，心情就好嘛。

我在孕期始终保持着对自己的饮食严格要求，定点进餐，不因为怀孕就纵容自己随时往口中塞零食。加餐也很严格，如在上午10点的时候，吃加餐水果，在下午3点左右，点缀一两颗核桃仁或一小把瓜子、腰果。家和单位离得较远，下班前喝1瓶酸奶，补充能量，免得路上肚子饿。除了定点的加餐，

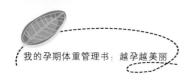

其他时间一律不随意进食。我坚信营养学是一门科学，按照科学的方法来吃，这些营养已足够，既可以保证胎宝宝正常发育，也不会让自己长得过胖。家里人特别支持我，每当有吃不完的食物又不想浪费，我的先生立刻变身"大饭桶"，主动打扫剩余的饭菜，让我保持舒畅的心情。

孕中期赶上冬季，因为运动量不够，体重长得有些多，在 27 周的时候增加了 10 千克。魏老师分析了原因之后，建议我增加运动量，孕晚期宝宝的发育还需要营养，我的饮食搭配和量都已经控制得很好了，所以饮食方面不需要减少。孕晚期我坚持一周 2 ～ 3 次运动课，每次 1 小时的运动量，不上课的时候也坚持散步。整个孕期，我都没有因为体重的事情纠结过，体重增加了 14 千克，只是肚子大了，其他部位没什么变化，闲暇的时候我去逛街，买漂亮裙子，看电影，尽情享受美好的孕期。

宝宝的出生可以说是充满了戏剧性。我的预产期是 6 月 8 日，星期天。为了不影响先生的工作，我将预产期提前了一天，即 6 月 7 日，星期六。在产前 20 天我就和宝宝商量最好能在 6 月 7 日出来，这样就不耽误爸爸周一上班了，每天和宝宝倒计时，数着即将和爸爸妈妈相见的日子。6 日下午我办理好了住院手续，可等到天黑也没有动静，我心想宝宝难道要和妈妈失约了？晚上 10 点半，破水见红，宝宝真的守约了！一阵阵宫缩来袭，知妈堂老师教的呼吸减痛分娩法此时正好派上用场。先生在一旁帮忙喊着口令，宫缩开始，廓清式呼吸，缩紧，其他部位放松，全身放松，廓清式呼吸，宫缩结束。就这样过了一宿，几乎没怎么合眼，虽然有些疲倦，但想到马上能见到宝宝了，还是觉得很兴奋和期待。到了 7 日中午 12 点左右，宫缩频繁起来，下午 3 点钟宫口已开了三指，一次次阵痛，一遍遍重复着呼吸法，整个过程我没有叫一声，因为我知道要将力气用在最后的冲刺上。不到 5 点钟宫口开全，这进度连我自己都惊讶了，先生竖起了大拇指，直夸我厉害！一切准备就绪，先生握着我的手，帮我一起用劲。五点半，宝宝出来了！那一刻，我喜极而泣，亲爱的宝宝终于降生了！

宝宝出生后我成功母乳喂养，1 周以后体重就恢复到了孕前的水平。小木耳长得特别快，2 个半月体重接近 7 千克，夜间能睡整觉。

1 年多以后。

我喂母乳到宝宝 1 岁。现在是差 2 个月 2 岁了，86 厘米，13 千克。每天 3 顿奶，3 顿饭，1 次水果。体质很好，很少生病，偶尔发烧，一会儿就退了，第二天就没事了。吃饭一直很好，没有在吃饭问题上操啥心。

徐希一日食谱	
早餐	1个鲜肉包，1个鸡蛋，凉拌双色菜花，炒圆白菜，菜薹，1杯豆浆，1碗紫菜粥，1杯菊花茶
上午加餐	2根香蕉
午餐	梅菜扣肉，蒜苗炒肉，魔芋烧鸭，韭菜炒鸡蛋，椒油红根，红烧豆腐，酸辣大白菜，酸辣土豆丝，香菇油菜，香椿豆腐丝，米饭
下午加餐	2个核桃，牛奶250毫升
晚餐	芹菜香干炒肉片，蒜蓉西兰花，蜜汁南瓜，酸辣藕丁，红烧豆腐，韭香银牙，蒜蓉快菜，麻酱油麦菜，青笋萝卜炖排骨，米饭，紫菜蛋花汤

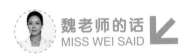

魏老师的话
MISS WEI SAID

　　徐希一直是我们的饮食多样化冠军妈妈，她的饮食每天种类可以轻松做到40种以上，表格还记录得特别工整漂亮。这种多样化正是我们提倡的"少而精，总量控制，均衡营养"。越是营养均衡，体重越容易控制。徐希在整个孕期胃口都很好，也无须刻意控制饮食。对于体重指数在正常范围的妈妈，孕期只要保持平时的饭量，增加少量的加餐就可以，另外保持规律的运动也很重要。热量平衡了，体重基本上是匀速增长，即使稍微超标也无妨，均衡的饮食能够帮助妈妈在产后产出足量的乳汁，母乳喂养才是最好的减肥措施。

　　有的孕妈妈忽视饮食，而寄希望于"补"，贫血了补铁，抽筋了补钙，认为补充营养素是比吃饭更高效的方式，其实不然，营养素的补作用很有限。孕期复合维生素也不过是几十种营养素，而我们每天所需的上百种营养素大部分都是从食物里来的，还有那些数都数不清的植物营养素。哪有补品能抵得过天然的食物呢？我还要告诉孕妈妈们，人体内铁储备的缺乏是先于血色素下降的，缺铁在很长时间内是不会通过血色素的检测体现出来的，所以一定不要等到缺了再补。人体内缺乏某些维生素或是矿物质，很难通过医疗的方法检测出来，而这些缺乏却是很多亚健康症状的原因。有一个专业术语叫作微量营养素营养不良，特指维生素和矿物质的缺乏，全球普遍存在的维生素A缺乏、碘缺乏、铁缺乏和贫血，婴幼儿和育龄妇女是重中之重，造成的原因之一就是饮食品种的单一。所以我们反复在强调饮食的种类，这并不是为了好玩或者好看，目的其实就是从不同的食物中摄去各种营养素，尤其是微量营养素。

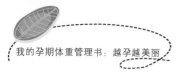

追奶的妈妈

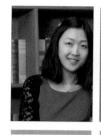

朱雪研：我愿意继续累并幸福下去

妈妈：朱雪研
男宝：阳阳

孕13周进入知妈堂孕期体重管理体系。孕前体重55千克，BMI20.9，属于正常型，孕期计划增重12千克～12.5千克。全孕期增重11千克，宝宝3000克，顺产无侧切。

做任何事情都要认真，更何况怀孕这样的大事呀！我听过一些医院的孕期课程，自己也看过不少孕期相关的书，但是觉得还是不够系统。通过网络，我知道了知妈堂，我觉得课程内容非常的全面，就报了名。

孕前我的体重属于正常，但我属于那种容易发胖的体质。我担心自己孕期体重会控制不住，也很想知道怎么吃才能对宝宝好，就约了魏老师的体重管理一对一课程。第一次见面我问了一大堆问题，魏老师都一一耐心地解答。我明白了，饮食均衡才能让宝宝健康，之前听过很多关于饮食的说法，好多都是片面的，甚至没有科学依据。

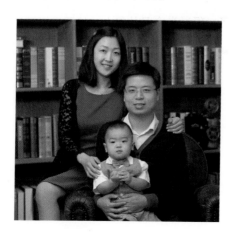

回去以后我就按照魏老师帮我制订的饮食计划来吃。之前我的饮食搭配基本符合要求，我重点在饮食的种类上下功夫。孕期饮食多样化的标准是每天吃30种食物，每餐我都会特意地去记数。早餐和午餐我都是在单位吃的。每天单位的早餐都至少有3种小菜，四五种主食，午餐每天都有肉

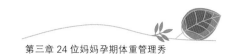

类，而且是鸡鸭鱼每天换样的。我每天固定吃一个鸡蛋。这样光是早餐和中餐加起来我就能吃到20种食物。晚餐在家我也会特别注意食物的种类，还有水果、坚果加起来就能达标啦！

整个孕期我坚持这样规律的饮食和运动，我的体重真的是匀速增加，也没有出现我曾担心的那种控制不住的状态。直到生宝宝之前，我都保持着轻松的步态，一点儿都不臃肿。生宝宝前后差不多11个小时，我比较怕疼，刚开始开指有点儿慢，我的先生一直陪在我身边，鼓励我，那时真的感受到了什么叫痛并幸福着。先生平时是个沉稳的人，但在宝宝出生的那一刻，他比我还激动！

宝宝出生后特别能吃，为了做到纯母乳，我吃得比孕期还多。月子里宝宝体重长了2斤半还多，我的奶水也够。但是出月子才没几天，宝宝的饭量又长了，下午的那一顿我发现自己竟然没有奶水了。我每天晚上会多挤出来一些奶水，下午给他补上，但总是差那么点儿，我心里特别着急。家里阿姨说我奶水不够，要给宝宝加奶粉。我一听加奶粉，心里更难受了。孕期我听老师讲课说奶粉虽然能吃，但也会给宝宝带来负面的影响。我好不容易做到了纯母乳，怎么忍心给宝宝喝奶粉呢？我本来睡眠就浅，连着几个晚上几乎没有睡，每到下午，乳房一点儿都不涨，就是差这么一顿。

我问魏老师怎么办，魏老师给我打了个电话，详细地询问了我喂奶和饮食的情况，分析的过程中我也发现我的奶水真的不少了，每天能有1000毫升～1100毫升，细细算下来每天下午会差60毫升～80毫升。魏老师还特别嘱咐我，一定要把睡眠补上，心情要放松，这两点因素的影响比饮食还要大。通完电话我的心情好多了，跟家人商量后决定暂时给宝宝加点儿奶粉，自己要保证睡眠和好心情。我先生跑去同仁堂买了催乳的药，回家给我熬汤。家人的支持让我卸下了心头的重担，晚上睡眠也改善了。经过半个月的努力，终于又实现了纯母乳喂养。后来回想起来，我当时真的是心情很糟，如果心情好，精神放松的话，状况会更好些。但是新手妈妈遇到这样的情况，又特别不想给宝宝加奶粉，估计也会纠结不已。其实，那段时间给宝宝加的奶粉也就是每天60毫升～80毫升，但是我的压力减轻了，身体能好好休息，反而能把纯母乳喂养进行得更好！我的体重产后2个多月减去了大部分，注意力都放在了怎么多产奶水上，我吃得比较多，也没怎么在意体重的事情。体重完全回到从前是在14个月给宝宝断奶以后。

做妈妈要付出很多，想要宝宝健康成长就必须努力学习，我孕期在知妈堂学习的知识在产

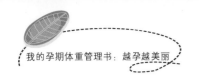

后都用上了。我给宝宝喂母乳喂到 14 个月，给他吃饭也很注意营养的搭配，每餐都有主食，至少 1 种肉类，2 ～ 3 种蔬菜。我的父母也特别支持我，他们在老家自己种蔬菜，自己养猪，隔三岔五就给我们送过来。我们现在吃得非常健康，我希望宝宝从小就养成均衡饮食的习惯。现在他 1 岁多，身高 82 厘米，体重 12.5 千克，非常壮实。他很淘气，每天动个不停。看着他一天天地长大，我真的觉得做妈妈是件伟大的事，我愿意继续累并幸福下去！

朱雪研一日食谱	
早餐	小米粥半碗，豆浆 1 碗，花卷 1 个，鸡蛋 1 个，小菜（胡萝卜、白菜、豆芽）
上午加餐	苹果 1 个
午餐	米饭，鳕鱼，土豆烧牛肉，黄瓜拌木耳，香菇油菜
下午加餐	核桃 2 个
晚餐	米饭，葱烧罗非鱼，小白菜排骨汤，芥蓝
晚加餐	酸奶

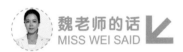
魏老师的话
MISS WEI SAID

　　雪研给我打电话的时候，心情真的很不好，我在电话这头能真真切切感受到她对宝宝深切的爱，对母乳的重视。看完她的讲述，大家可能觉得这真的不算是追奶了，奶水已经这么好了。事实上，确实有不少妈妈在产后一两个月遇到奶水不足的情况。不管差多少都首先要放松心情，紧张焦虑在第一时间就会影响下丘脑和垂体催乳素的释放，着急也没有用。在这个时候，妈妈心情好、休息好很重要。虽然给宝宝加奶粉也存在一些隐患，但这是暂时的，妈妈要先摆脱疲于应对的状态，尽快调整过来，才能带来更长时间的纯母乳喂养。想要产后奶水充足，一是饮食质量要保证；二是要采取正确的方式来护理乳房，让宝宝勤吸吮，促进泌乳。如果还是不够，妈妈们千万不要太纠结，一定要相信自己能做到。有位妈妈产后不小心得了乳腺炎，治好以后几乎没有奶了，但是她不放弃，催乳饮食、按摩护理、宝宝吸吮齐上阵，经过 2 个月的努力，仍然实现了纯母乳的目标。妈妈们一定要有信心！

　　母乳的神奇秘密至今还未全部解开，也没有任何一种人工合成的食物能与之相比。妈妈们如果想要给宝宝高质量的母乳，就要学会饮食的搭配。

漏斗骨盆顺产的孕妈妈

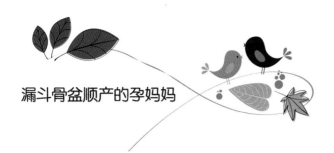

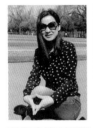

张薇：骨盆小引发的美好
妈妈：张薇
女宝：Ruby

孕 35 周进入知妈堂孕期体重管理体系。孕前体重 62 千克，BMI23.6，属于正常型，孕期计划增长 12 千克～12.5 千克。全孕期增重 7 千克，宝宝 3400 克，顺产。

【三次怀孕】

早在 2010 年我便成了知妈堂的 VIP 会员，遗憾的是经过 2 次自然流产直到 2014 年夏才再次怀孕。孕 16 周之后工作之余的大部分时间几乎都泡在了

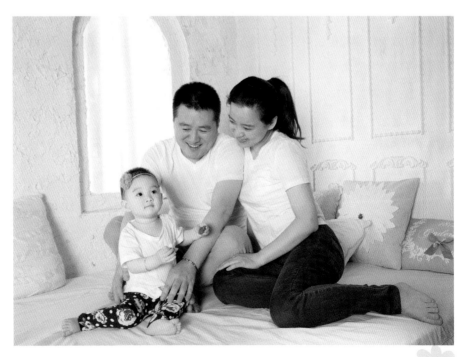

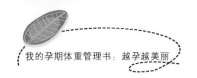
知妈堂，各种音乐、美术胎教课、运动舞蹈课、知识课，让我的孕期变得充实而愉快。在这样一个专业孕期机构待久了，我坚定了要顺产的信念，而且，为了要二宝也一定要顺产。

【骨盆小】

在知妈堂听了魏老师的体重管理课程，我对运动和饮食相当注意，每周增重控制在 0.4 千克以下。对于顺产信心满满。32 周检查，宝宝估重 2.9 千克，骨盆值 7，远小于平均水平，我简直不敢相信。盖铭英教授还特别细心地请她的老师帮我复诊了一次。结果都是建议我做好不能顺产的心理准备。当天晚上回家，我失落极了，浑身无力，昏昏沉沉地在床上躺了一夜。

【满血复活】

第二天早晨醒来，我只有一个信念：无论如何，我要顺产！做我能做的一切努力。亲友们的各种建议铺天盖地地砸来：不要吃主食、多运动……还有 8 周临产，而且是宝宝体重增长最快的 8 周，我必须有效利用，请专家来帮助管理体重。第一时间想到了魏老师，马上约了魏老师的私教课。她首先让我记录一周的饮食，然后与她见面。一周后我们如期见面了，我及我的家人的改变，从这次看似简单的私教课开始。

【转折点】

我完全按照孕妇膳食金字塔的标准来吃，自我感觉良好。然而，她几个小小的建议，让我意识到营养学远比我想象得博大精深。魏老师指出了我饮食中存在的问题，然后为我列了食谱，要求我增加蔬菜尤其是绿叶菜的比例，中午吃红肉，晚上吃白肉，下午加餐 1 片全麦面包。我问："有时候觉得很馋，难以控制怎么办？"魏老师说："觉得馋，一定是你饮食不均衡……"这句简单的对话让我茅塞顿开。青春期过后，我便微胖，减肥这件事困扰我多年，无非就是在和"馋"做斗争。魏老师这句简单的解释让我找到了问题的根源，饮食结构平衡就不会馋吗？我要找到这种不"馋"的感觉。魏老师推荐我看《中国居民膳食指南》一书，我开始了全家人的合理膳食之路。

【美好】

8 周后，我成功顺产，宝宝 3.4 千克，身长 53 厘米。宝宝满月时，我体重恢复到孕前水平 60 千克。随后的几个月，体重以每月 1 千克的速度稳步下降。10 个月后体重 52 千克，是自青春期以来最轻的体重。郑重声明，我完全没有想要减肥，也没做任何刻意减肥的事情。也许是因为"馋"这件事得到了成功的解决。

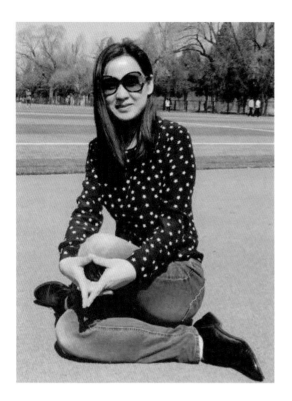

魏老师分享过一个她儿子的小故事：正月十五，幼儿园午餐是汤圆。孩子回到家跟妈妈说"晚餐做点儿绿叶菜吧"。所以我的育儿目标也出来了：让宝宝从小养成良好的饮食习惯。宝宝出生到现在每天大便1～2次，没有拉臭臭的日子只有2次。现在满周岁啦，身高80厘米，体重10千克，很均衡，身高体重均衡，而且很爱吃绿叶菜哦！

我也开始了研究饮食之路，带着全家人吃好，成了我一大爱好。

我与魏老师之缘分，远不是孕期体重管理可以概括的，她带我及我的家人走入了营养膳食之路，我常说，这一切的美好，是由骨盆小引起的。

张薇一日食谱	
早餐	豆浆1杯，馒头1个，鸡蛋1个
上午加餐	香瓜1个
午餐	土豆丝炒芹菜，西红柿炒鸡蛋，米饭
下午加餐	蓝莓1小盒，燕窝
晚餐	黄瓜豆腐凉菜，西葫芦蒸饺6个，牛肉1块，大米红豆粥
晚加餐	酸奶1盒

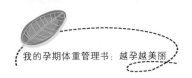

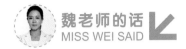

张薇顺产的决心真的是令人动容！那时我心里一直打鼓，我做过医生，看过太多难产的情况，而且产科医生都知道出口小的骨盆试产最辛苦，要试到最后，宫口开全，还有可能生不下来。孩子稍微大点儿，用产钳都不行，这个时候只能再去做剖宫产手术。作为医生都不忍看到这种结果，都会事先反复跟妈妈去说，不够坚决的妈妈很可能就选择手术了。但是张薇没有一点儿动摇，协和医院顶尖的专家也没能让她动摇。从34周到40周，张薇的体重1斤都没长。她买了小电子秤，每样食物都去称。在饮食调整中，并没有减量，只是调整了部分结构，特别注意控制脂肪的摄入，比如加餐不吃饼干改为面包或粗粮。

张薇预产期那天我在知妈堂讲课，张薇认真地一直听，讲完课才告诉我已经见红了，一定要顺产。她说该做的努力都做了，剩下的要看天意了。第二天上午，张薇发消息给我，说已经有宫缩住院了，她说："魏老师，我一定顺产，你等我好消息！"我说："你的产程可能会比较长，没准儿十几个小时，你要保持体力，一定要吃东西喝水。"信息发完，我心里七上八下，提心吊胆地等啊等啊，一直等到第三天晚上，终于等来了胜利的消息，真的是顺产，宝宝3400克。我几乎不敢相信，宝宝如果超过3500，很可能就生不下来了，这个体重真的是悬而又悬。张薇的字里行间充满了无比的兴奋和成功的喜悦，我的心也算落了下来。后来我才知道，张薇整整坚持了22个小时，产程进展虽慢，但宝宝一直状态良好，张薇一直在坚持运用呼吸法。医院里的医生护士都来围观，从来没有见过如此强大且淡定的妈妈。

22个小时！产科的极限是24小时，超过24小时的产程，都是要马上做手术终止的。换作以前在医院工作的时候，等待22个小时，估计我都无法淡定了。这是我离开医院以后遇见的最完美的顺产。饮食、运动、呼吸法，张薇把一切都做到了极致。

以前看到很多漏斗骨盆或者孩子偏大些的孕妈妈，其实都有顺产的机会，但是以前孕妈妈们很少系统地学习，进入产程宫缩一疼就无法控制自己了，不会配合呼吸和体位，也不吃不喝，往往是因为这些原因导致体力消耗、宫缩乏力、宝宝缺氧等，无法再继续试产，失去了顺产的机会。

顺产需要强大的信念，还需要智慧、情绪、体重、体力等。骨盆小是个潜在的威胁，每个妈妈都无法提前知道，跟身材也不成正比，因此每个妈妈自怀孕起就要管理好自己的体重。就算到了孕晚期才知道骨盆小，只要宝宝不太大，也依然有机会顺产。

最让人羡慕的是，张薇产后一直瘦，竟然已经比孕前瘦了8千克！瘦是吃出来的，你信不信？

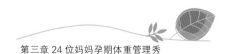

不能运动的孕妈妈

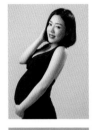

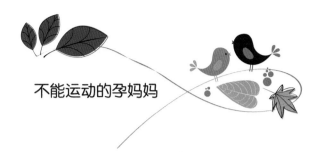

白易：吃得均衡才是对宝宝最好

妈妈：白易

孕 17 周进入知妈堂孕期体重管理体系。孕前体重 53 千克，BMI19.7，属于正常型，孕期计划增重 12 千克～12.5 千克。目前 32 周增重 10 千克。

怀孕 17 周，我的体重已经长了 5 千克。周围的人总会跟我说："要多吃，多吃了宝宝才能长得好……"我就想那补补吧，一下子就补大发了。通过网络我知道了知妈堂，一看运动课正是我需要的，我就报名来上课了。

上了一节运动课，我感觉还挺好的。可是没几天，医生告诉我只能做一些轻柔的活动。知妈堂的运动老师建议就不要运动了，安全第一，至少在产检合格之前先不要参加运动课。

看到别的妈妈在教室翩翩起舞，我的心情跌到了谷底。本来我就是想运动减肥，如果不运动，照现在这样长下去，我的体重以后得什么样啊，想都不敢想。会员顾问建议我先听体重管理课程，可以从饮食方面去调整。听完了我觉得魏老师讲得蛮有道理，不过还是觉得没信心。接着约了魏老师的一对一私教课，我问魏老师我的体重能管得住吗，魏老师反复安慰我说别担心，没有凭空飞来的体重。回家以后我按照老师的要求买了一个小电子秤，每样吃的东西都拿上去称一称。既然要控制体重，就要相信科学，相信老师。1 周过去，我的体重果然没有再长，我觉得心情好多了。家人看到我这样，一开始各种反对，觉得孕妇不能少吃。我就把在课上学到的讲给他们听，吃得均衡才是对宝宝最好，补也是要讲究种类和方法，不能把肉都长在自己身上。知妈堂的明星妈妈

111

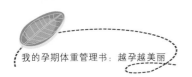

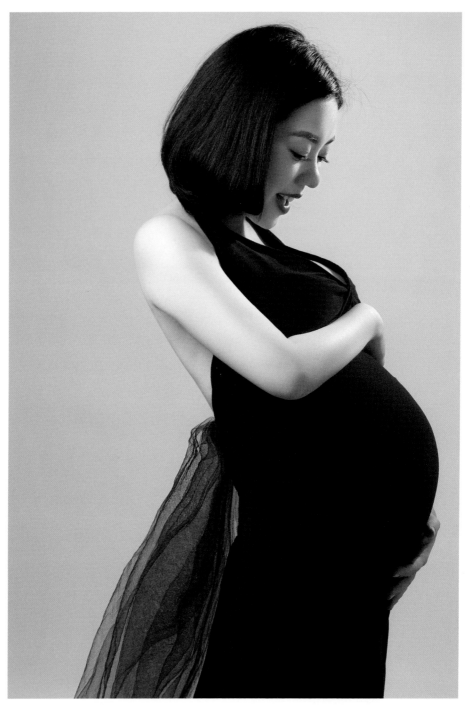

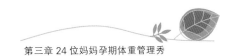

也都是长二十几斤，顺产容易还好恢复。

我特别喜欢吃水果，原来每天都要吃一两斤，魏老师让我每天只吃200克。一开始好馋，我就把水果分成2次吃，把其他水果都放到看不见的地方，眼不见为净嘛。有时候也想不吃晚饭，用坚果、大枣什么的代替，学了才知道，坚果、大枣比米饭的热量高多了。以前我的饮食很规律，搭配也还是挺好的，现在吃得更规律了，坚持了一段时间也就适应了。过了1个多月，我觉得体重控制得蛮好的，就想再多加几种水果，增加种类。没想到1周体重就长了1.5千克，我赶紧问老师，老师看了我的饮食记录，直接把我吃的水果给圈了出来，连着3天我都吃350克。第二天我乖乖改回200克，第二周的体重也回到了正轨。这段时间的几次产检，宝宝的生长发育都很正常，家人也都不再担心了。

我经常去知妈堂上课，老师们讲得都特别实用，孕期、产后有那么多的事儿，必须提前学习才不会忙乱。以前自己可能还马虎点儿，但是有了宝宝，为了宝宝的健康，做妈妈的必须要认真。食物要选健康的，雾霾天我会戴上有过滤装置的口罩，这些都能让宝宝少接触有害的物质。

现在，我怀孕32周了，体重一共增加了10千克。每天我坚持30分钟的散步，饮食非常规律，不再担心体重了。2周前去拍艺术照的时候，我真是挺美的，就算是半侧面的角度，都一点儿也不显臃肿。希望我的经验能够帮助更多的准妈妈控制好体重，希望准妈妈们孕期都学习起来！

白易一日食谱	
早餐	荠菜馄饨，鸡蛋1个
上午加餐	苹果半个
午餐	米饭，白菜汤，秋葵，西红柿鸡蛋，鱼肉，鸡胗
下午加餐	猕猴桃1个，酸奶
晚餐	猪肉，虾，味噌汤，土豆蔬菜沙拉

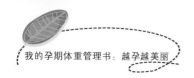

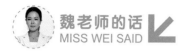

产科检查项目很多，不能运动的原因也很多。如果医生没有要求卧床，那意味着孕妈妈们仍然可以做一些轻柔的活动，比如遛弯儿。活动量少了，想要管好体重，饮食所摄入的热量就要更加严格把关了。没有凭空飞来的体重，热量控制好了，即使运动的支出减少，也不会多长肉的。孕妈妈们遇到这样的情况先不要恐慌。

热量控制并不意味着所有的食物都要低热量，依然要遵循均衡的大原则，保证孕妈妈和胎宝宝基础的营养供应，首先减去那些多出来的部分，比如水果。然后用低热量的食物去替换高热量的食物，比如用普通面食替换甜点，蒸煮的食物替换油炸食物。说到底还是糖分和脂肪，主食、肉蛋奶、蔬菜都不用去刻意减。

热量平衡以后，重点就是要严格地保持，白易连着3天每天多吃了150克水果，体重立刻就长。你可能很惊讶，体重那么敏感啊？的确如此，对于运动量支出减少的孕妈妈来说，摄入量也会相应减少一些，基本上是按照孕妈妈最低的热量标准来配置的，在保证营养的基础上，对于饮食的种类和量，甚至时间都要求很高。用物理学的方法来解释就是，这个平衡的支点范围很小，很容易被打破。白易告诉我，小秤帮了大忙，每种食物都确切地称一下，这样就知道自己到底吃了多少，家人不会担心吃少了，体重长了也知道自己是哪里吃多了。所以妈妈们也学起来，利用工具来帮忙，饮食才能做得更准确、更放心。

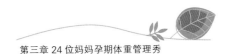

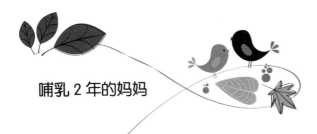

哺乳 2 年的妈妈

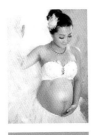

郭欣睿：妈妈就意味着爱与坚持
妈妈：郭欣睿
女宝：奇奇

孕 8 周进入知妈堂孕期体重管理体系。孕前体重 48 千克，BMI18.2，属于消瘦型，孕期计划增长 14 千克～ 15 千克。全孕期增重 16 千克，宝宝 3150 克，顺产无侧切。

我很重视宝宝的营养，怀孕 8 周就开始调整自己的饮食。因为想顺产，知道要控制好体重，16 周前都没有吃得很多，体重增长正常，但是后面的事情可谓一波三折。

20 周超声检查发现宝宝单脐动脉，我咨询了几位产科专家，结论都差不多，

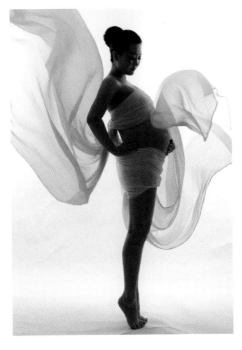

单脐动脉并不是畸形，也能顺产。但是作为妈妈，我看着超声单子上那一行"比孕周小 10 天"的字，我怎么都不放心宝宝。于是就想着给宝宝"多补补"，自己发胖也不算什么！这一补就补了 2 个月，没有坚持运动，体重控制的事情也抛到脑后去了！复查B 超显示宝宝比实际孕周小 6 天，我总算觉得补得有点儿效果了。可是我的体重也超过了预期的目标。28 周时体重增加了 12 千克，我自己还是想要顺产的，还是得控制好宝宝的体重啊。经过 2 次调整，我的饮食已经做到了魏老师要求的非常规律和多样

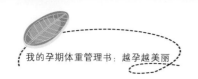

化。孕晚期的第一个月，体重增长得还是有些快，长了 3 千克，我和魏老师交流过之后明白运动量还是不够，控制体重不能一味地减少饮食。当时我还要上班，到 36 周才休息。最后一个月我增加了每日走路的时间，几乎每天都上一节运动课，体重控制得非常有效，饮食上也没有放松，直到临产的前一天晚上，还给魏老师发去了一份饮食记录。

全孕期我体重共增加 16 千克，顺产。我生得很快，总产程 5 个半小时，宝宝 3150 克。生完宝宝的前 2 天，我一点儿母乳都没有，家人都怕饿着宝宝，只好先加了奶粉。当时我心情很郁闷，心想不会真的没有奶吧。于是请了通乳师来按摩，让宝宝不断吸吮，第三天，母乳终于来了，宝宝却"爱"上了奶瓶。加上我乳头比较小，宝宝吃着费劲儿就不肯吃。我一点儿也没有动摇，我相信母乳一定是最好的！我想了好多办法，用乳盾、滴管乳旁加奶，不断地喂。月子里我 1 个多小时就喂 1 次，特别的累。那时候我家走马灯似的换阿姨，因为每个阿姨都说我奶不够，要加奶粉。我才不信呢！我的奶确实不像别的妈妈那么多，一挤就会喷出来那样，也不是特别涨，但是宝宝每次吃都有，吃一会儿还会更多，月子里宝宝的身高、体重一直在长，满月的时候，宝宝的体重长到 4 千克，而且终于实现了母乳亲喂！我特别高兴，再累也值得。

在我没怀孕以前，对于母乳的了解也不过就是母乳营养好，想着喂半年就行了。后来通过学习才知道母乳对宝宝有这么多好处，孕期我就下定决心了，至少要坚持喂到宝宝 1 岁。家人看我太累，都劝我别喂那么多次，给宝宝加点儿奶粉，但是我知道，加了奶粉，母乳就会更少了，所以我一直坚持。饮食上也一点儿不放松，除了保持均衡，我尝试了各种汤，猪蹄汤、鲫鱼汤对我没什么效果，后来发现西红柿牛肉汤对我比较管用。不过一直也不是涨奶很明显，宝宝吃就有，真的像老师上课讲的那样供求平衡，倒是给我省了洗奶瓶、存母乳等事情。除了宝宝吃的次数多，其他也没什么。到了 6 个月宝宝开始吃辅食，本来我还担心宝宝会不会也像吃奶似的有很多问题，后来发现担心真的是多余的，宝宝吃饭很好。慢慢地就形成了三顿饭，两次水果加餐，母乳还是经常地吃，想起来就吃。特别是当她不高兴哇哇哭的时候，别的玩具啊、哄啊都不管用，一喂母乳，马上就平静下来，母乳真是"哄娃神器"！

1 岁以后，家人又断断续续说可以断奶了，老妈是心疼我，老公的话里却满是醋味，嘻嘻，原来他是嫉妒宝宝跟我亲密无间呢！我说："你每天都是先忙自己的事儿，好晚了才想起来陪宝宝，那时宝宝都困了，还怎么跟你好好玩。宝宝跟妈妈的关系是天生的，我天天都陪着宝宝呢，别人要想跟宝宝建立感情，那要花时间培养！"老公没词儿了，我继续喂母乳，继续跟宝宝腻在一起。

宝宝一直长得很好，身高、体重都是在平均线以上，1 岁以前没有生过病。1 岁以后，经常在外面玩，有时感冒都是自己扛过去了，抵抗力很好。白天她还是经常吃奶，我从不拒绝，

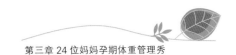

因为我知道这是宝宝安全感和依恋的需要，并不会养成什么坏习惯。妈妈和孩子之间的依恋，是她一生良好人际关系的开始，她性格也很稳定，1岁3个月开始说话，不到2岁，一般的生活事件都能用语言跟大人交流了，甚至还会安慰我。平时她有害怕或是不敢登高，我都会说："奇奇不怕，妈妈在呢。"看到我不高兴，她也会奶声奶气地说："妈妈不怕，奇奇在呢。"还会说："妈妈别生气了，你要高高兴兴的！"看着她的笑脸，我真的什么辛苦都不在乎了。

就这样到了2岁，宝宝长大了，活动范围也越来越大，白天带她外出喂奶也着实不方便。我之前问过别人的断奶方法，无外乎就是抹辣椒、芥末，几天不回来。我真是不想那样，我不想宝宝哭，要是能自然离乳是最好了。曾经试过一次，我躲在屋外，可是听到宝宝哭，我真的受不了，我觉得我都还没准备好，怎么能这样让宝宝伤心。然后我就开始给她讲，因为她懂很多事，我觉得她听懂了，真的愿意才好。我就跟她说："你长大了，nāināi已经哺育你2年，现在它要休息。你可以吃饭，吃很多好吃的，可以不再吃奶了。"2岁3个月，我尝试晚上不奶睡。宝宝说："我还没长大。"我说："你已经长大了，nāināi要休息了，你可以不吃奶了。"宝宝要求我给冲点儿奶粉，喝完后又主动喝水漱口，然后让我唱歌。我唱着歌，宝宝就这么安静地睡了。之后断奶就超乎想象的顺利，白天她想吃的时候，就会过来，亲一下我的乳房，然后就自己去玩了。没有撕心裂肺地哭，没有各种斗争，就这么自然地离开了母乳。宝宝真的很懂事，很理解我。

回顾2年3个月的母乳经历，我真的很开心，这也算是做到自然离乳了。每个宝宝都有很长的一生，母乳的时间其实很短。作为妈妈，我尽力给到宝宝最好的了。以后我再回想起来，一点儿都不会有遗憾。如果我还要二宝，我还会喂母乳到2岁以后，因为母乳是最好的！

郭欣睿一日食谱	
早餐	南瓜粥，荷包蛋，炒圆白菜
上午加餐	橙子
午餐	咖喱土豆牛肉饭，炒油菜，豆浆1杯
下午加餐	坚果，海苔片
晚餐	小米海参粥，炒生菜，驴肉火烧
晚加餐	牛奶250毫升

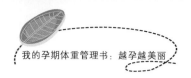

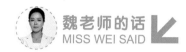

　　欣睿的宝宝遇到了单脐动脉。这个情况比较偶然，单脐动脉并不常见。从医学的角度来说，如果胎儿只有单脐动脉一项而其他一切正常，就并不算是畸形。胎儿脐带中有两条脐动脉和一条脐静脉，单脐动脉简单地说可以看作两条脐动脉并成了一条，会比较粗，绝大多数情况下能够顺利地经历分娩的过程。胎儿的脐动脉里流淌的是静脉血液，是负责把全身的静脉血液送回胎盘的。所以如果产检一切正常，特别是胎心监护没有宝宝缺氧的征兆，说明单个的脐动脉能够很好地完成孕期的任务。欣睿想给宝宝补补的心情我特别理解，但是补的同时也要注意体重，不管是什么原因造成的体重超标，都要饮食、运动双管齐下。在保证每天孕妈妈和胎宝宝基础营养供给的同时，减去多余的热量，一定能够达到很好的效果。

　　母乳"姗姗来迟"其实很常见，一两天，三四天，甚至1周才有母乳的都算正常，妈妈们一定要有信心。人类是哺乳动物，给宝宝喂奶是自然的本能，而乳房也有神奇的功能，能够根据宝宝的需求来调整"产量"，并不一定非要涨才说明奶水好，母乳到底够不够也可以通过宝宝吞咽的声音、尿量、身高体重的增长来判断，并不是用涨与不涨来判断。催乳汤也并不只限于鲫鱼汤、猪蹄汤，所有能够给妈妈和宝宝提供营养物质的食材都可以用来做汤，饮食的均衡与多样化原则在任何时期都是适用的。有的妈妈喝羊肉汤下奶，有的妈妈吃鲍鱼下奶，每个妈妈体质不同，不要只限于喝某几种汤，要换着喝。猪蹄汤油脂含量很高，产后马上喝反而容易阻塞乳腺管，产后1周之内都不适合。

　　母乳对于宝宝的重要性绝不仅是食物那么简单。吸吮是宝宝小的时候一个很重要的需求，很多妈妈都听说过"口欲期"这个词，宝宝在小的时候很长一段时间都是用嘴巴去探知外部世界的。这是他们获得安全感的很重要的途径，有的宝宝也会把依恋转移到其他东西上，比如玩具、小毯子、毛巾、安抚奶嘴等。宝宝会用这些物品来自我安抚，很多宝宝在成长过程中都会有这样的行为，不知道的妈妈就担心宝宝养成"坏习惯"，强行去阻止，其实反而适得其反。除了关爱陪伴宝宝之外，在卫生与安全的前提下，让宝宝继续他自己的成长就好了。直到他内心足够强大，能够自己离开。

　　妈妈和宝宝的联结是天生的，妈妈是宝宝人生中最重要的一个人，无可替代。健康的亲子依恋关系是宝宝一生健康人格的开始，作为家人也要帮助妈妈和宝宝建立起亲密的关系，可不要羡慕嫉妒恨哟！那些用零食、骄纵、宠溺来"俘获"宝宝的行为，可不是真的为宝宝好。

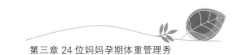

反对过，一直支持着我！甚至如果我继续喂到 3 岁多，他也会支持我，我好感恩也好感动啊！过去老盯着他的缺点和自己不喜欢的地方，根本看不到这些优点，而现在是观感的转移，又发现一大奇迹！

邓惠丹一日食谱	
早餐	玉米粥，煮鸡蛋，韭菜饼
上午加餐	苹果，人参果，荔枝
午餐	米饭，乌鸡汤，虾饺，糯米鸡，榄菜四季豆，咖喱牛肉萝卜
下午加餐	人生果，荔枝，蛋白粉
晚餐	米饭，番茄大虾汤，青椒炒肉，苦瓜鸡蛋，酱鸭
晚加餐	酸奶

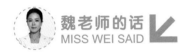

魏老师的话
MISS WEI SAID

看到这一段充满了爱的文字，你是不是已经热泪盈眶了？哆哆宝宝现在 2 岁 4 个月，身高 95 厘米，体重 14.3 千克，感官敏锐，活泼可爱。

大家都知道母乳宝宝身体好，母乳让宝宝远离过敏，母乳让宝宝建立完善的肠道菌群，是终生免疫力的基础。母乳是上天给予宝宝最好的食物！母乳是建立良好亲子关系最自然也是最好的方式。但是有一点很重要，爱是精神的，母乳是物质的，有良好的物质基础，才能享受精神的愉悦。

有不少妈妈产后三四个月就会发现，宝宝不长体重了，着急得要命。于是就想着加奶粉，提前加辅食，总怕孩子吃不饱。但是不管是加奶粉还是加辅食，都会增加宝宝过敏的概率。实际上这种情况多是因为妈妈饮食中蛋白质不足。全世界有 30%～40% 的成年人都有过敏，婴幼儿过敏也是近年来全世界科学家都在关注的问题，很重要的一个原因就是婴儿时期不能很好地坚持母乳喂养，饮食中的过敏源太多了。

母乳和顺产一样，光有信念是不够的，需要充分地学习和准备。从孕期到产后，饮食、乳

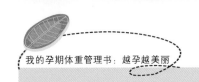

房护理、正确的喂哺方式、背奶方法，包括宝宝的安抚和哄睡技巧，都会影响母乳喂养的质量和时间。很多妈妈产后要上班，就更增加坚持母乳的难度。想要坚持母乳喂养的妈妈，从孕期开始就要做好饮食的调整，学习正确的护理和喂哺方法，才能比较顺利地坚持下来。如果还在发愁奶水够不够，如果还为宝宝不长体重而烦恼，如果受乳腺炎的困扰，如果不知道该怎么给宝宝哄睡，如果不知道该给宝宝穿多少衣服，如果不知道怎么跟宝宝交流……哪里还会有心情去享受母乳的过程，哪里还能有心情去体会爱的感受？想做一个好妈妈，不但要有爱，更要学习如何把自己满满的爱给予宝宝。有爱不难，难的是把爱以爱的方式给予宝宝。母爱是本能，而给予爱是智慧，是一种能力。

宝宝小的时候，吃好睡好不生病非常重要，对于已经很劳累的妈妈来说，没有什么比宝宝生病更让人觉得天要塌下来的事情了。很多妈妈都问："吃什么能让宝宝免疫力好？"其实，再没什么比母乳更好的食物了，母乳当中有天然的抗体。人体中负责免疫力的抗体也好，白细胞也好，都是由蛋白质构成。本书提到的妈妈们，虽然母乳喂养的时间长短不一，但是你已经发现了，宝宝们共同的特点都是吃饭好，不挑食，不爱生病，身高体重都在平均线以上。对于我们每个人来说，吃饭都很重要。母乳也好，健康也好，都是物质的，源自饮食。

母乳的意义也并不只是一种食物。邓惠丹在宝宝出生以后，上过很多心理课程，所以对母子间联结的重要性有更深的感悟。在生命早年被妈妈完全接纳和无条件爱过的孩子，内心会非常强大。在成年以后会更有勇气去面对困难，会更有感悟幸福的能力。妈妈给予孩子足够的陪伴和接纳，孩子才能真正建立起安全感。有了足够的安全感，孩子就有勇气独自去探索世界，这就是我们所说的独立。而独立是从安全感中自然生长出来的，绝非强行"训练"所造就。依恋与独立并不矛盾，依恋不代表溺爱，依恋也不代表没有规则，这一切需要怎样做，什么时候去做，才能让孩子身心都健康成长，是每一对年轻父母的必修课。

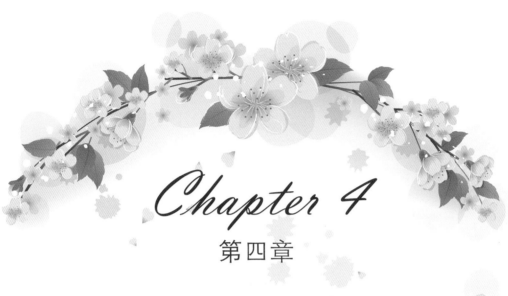

Chapter 4

第四章

孕期体重家庭管理十大计

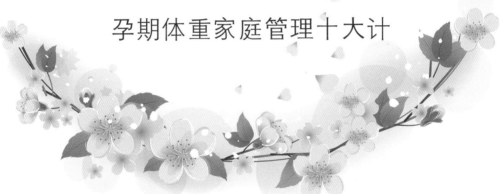

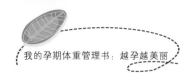

 第1计：准备1个体重秤和1个小电子秤

称体重用一般的家用电子秤都可以。希望大家自己准备秤有以下几点原因。

1. 人人需要：体重是每个人都需要监测的，孕妈妈要用，其他家人也要用。

2. 减少系统误差：每个秤都有误差，同一时间称，在几个秤上可能数据会有差异。如果你每次产检在医院称，那么差异会更大，因为吃饭的情况不同，换了季节穿的衣服也不同。孕期体重每周长0.3千克～0.5千克，换个秤可能就体现不出来了，无法准确地判断你体重的变化到底是多少。

3. 足不出户称体重：体重的数值以晨起空腹为准，即每天早上醒来，不吃东西不喝水，排空大小便以后的体重。而且还要求穿同样的衣服称，以减少系统误差。这样看来，自己在家准备一个秤是最准确的。

4. 方便随时监测：产检的间隔时间在孕中期是每个月一次，而体重需要每周检测，变化快的时候甚至需要每天监测，仅仅依靠医院的秤是不够的。

称量食物：一个普通的家用小电子秤就可以胜任。可能有不少喜欢烹饪或是烘焙的妈妈家中已经有了。不错，就是它！营养学是一门复杂的科学，这个简单的小工具可以发挥巨大的作用。体重控制需要精确称量食物的重量，所有的重量也都是用食物的生重来表示，到底是多了还是少了，只要往小秤上一放就见分晓了。

 第2计：准备小盐勺和油壶

很多社区都会发小盐勺，大家可能不陌生。油壶却是经常被忽略的东西。很多孕妈妈都说："我吃得不多啊,为什么体重控制不住？"我经常都会要求妈妈们把吃的东西拍张照片发给我，我发现，有不少家庭都是用油过量。继续再问下去，很多都会说家里老人血脂高等。油过量，容易摄入过多的热量，体重不容易控制，还会造成血脂的异常。

从这个表格大家可以看出，无论是动物油还是植物油，热量都相当高。有的准妈妈拼命控

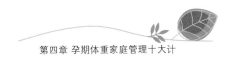

制主食和水果，但是忽略了脂肪的摄入，也会在体重控制上走进误区。所以每个家庭要准备一个小油壶，每天按照家中的人数装入相应的油，每个人每天 30 克。喝肉类的汤要撇去漂浮在上层的油脂。

名称（100克）	热量（千焦）	名称（100克）	热量（千焦）
大米	1448	猪油	3753
富强粉	1464	花生油	3761
苏打饼干	1899	玉米油	3745
曲奇饼干	2284	橄榄油	3767

 第 3 计：学会看食物标签

学看食物标签是控制热量摄入的一个好方法。2008 年《食品营养标签管理法规》开始实施。正规的食品外包装上都应该有这个标签。从食品标签上我们首先能看一个表格（图 1），表格的第一行就是热量，也就是各位孕妈妈在努力斗争的东西。

营养成分表

项目	每四克（g）	营养素参考值%
能量	1917 千焦（kj）	23%
蛋白质	2.1 克（g）	4%
脂肪	17.4 克（g）	29%
碳水化合物	69.2 克（g）	23%
钠	217 毫克（mg）	11%

图 1

品名：菠萝巧克力夹心饼干
原产国：韩国　保质期：12 个月
配料：面粉 硬化油 棕榈油 白砂糖 鸡蛋 黄油 糖类加工品 混合奶粉 加工奶酪 精制盐 合成香料
生产日期/截止日期：见包装

图 2

热量单位都是以每 100 克为单位的，这款饼干 100 克的热量是 2142 千焦，那么 40 克饼干的热量就达到了 836 千焦（200 大卡），也就是孕中晚期每天增加的热量。特别是一些粗粮

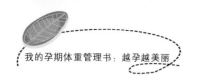

饼干，热量并不低，有的准妈妈误以为粗粮饼干热量低，一下子吃上四五包，这样一来体重自然控制不住。

在这个标签上（图2），大家还要看的是这个食品的成分，也就是配料。草莓味饼干里面到底有没有草莓呢？配料中写了，是浓缩草莓汁，但含量很少。下面这个菠萝巧克力夹心饼干中是否有菠萝呢？养成看标签的习惯有利于我们选择相对比较安全的食物。

 第4计：设计一个适合自己的饮食时间表

规律的饮食很重要，孕早期的孕妈妈不需要额外的加餐，只需吃好一日三餐，外加一次水果就可以。孕中晚期的孕妈妈每天是三正餐三加餐。以下给大家一个时间表作为参考。

参考时间：

早餐 7:00 ～ 9:00

上午加餐 10:00 ～ 11:00

午餐 11:30 ～ 12:30

下午加餐 15:00 ～ 16:00

晚餐 18:00 ～ 19:00

晚加餐 21:00 ～ 22:00

孕期饮食的一个很重要的原则就是定时定量，这个道理在前面讲述控制体重的秘诀之三中讲过。增加餐次但不增加饮食的总量有利于控制体重和摄取全面的营养。孕期孕妈妈的基础代谢率增加，大多数孕妈妈会觉得比平时更加容易饿，所以要增加餐次。按这样的时间安排，白天每两三个小时就会有一次正餐或是加餐，这样的吃法一般孕妈妈不会觉得饿，也就不会下意识地多吃了。

有的孕妈妈起得晚或是睡得晚，那么进餐的时间也要做相应的调整。起得晚的孕妈妈可以把上午的加餐放到下午，如果睡得也很晚，那么晚加餐可以多一些。当然最好还是不熬夜，而且从控制体重的角度来说，晚上9点以后再吃的东西热量就很容易储存在体内，因为一般人不

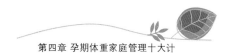

会半夜还去运动。所以即使是 9 点以后再加餐，也要选择热量比较低的食物。晚餐吃得晚的准妈妈则可以把晚加餐挪到下午，比如 12 点吃午餐，晚上 8 点才吃晚饭，那么就可以在下午 3 点和 5 点半加 2 次餐，免得晚上很饿，一下子又吃多了。

 第 5 计：学会调配丰富的加餐小点

加餐的目的并不是要让孕妈妈吃很多东西，前面从各个角度讲了，饮食需要讲究的是种类和搭配，而不是量。所以加餐的原则依然是少而精，如果孕妈妈到了加餐的时候感到很饿，想大吃一顿，或者脑海中浮现出的都是各种甜点、冰激凌，那么应该在正餐上下功夫，看看是哪些东西吃得不够以至于出现了热量不足的状态，而不是借着加餐的机会去补一顿饭。

加餐通常是如下的几类：

第一类：水果。可以放在上午或下午，也可以上、下午各半份。

第二类：奶，酸奶或牛奶都可以。孕中晚期每天要喝 500 毫升的奶，一般建议孕妈妈早餐喝 250 毫升，另外 250 毫升可以作为晚加餐。牛奶和酸奶的热量都很低，但营养价值高，且有帮助睡眠的作用，放在晚加餐最合适不过。

第三类：坚果。大家都知道吃核桃补脑，其实不仅是核桃，所有坚果类都含有不饱和脂肪酸，能够起到同样的效果。不饱和脂肪酸中的亚油酸经过人体的代谢能够自身合成 DHA，有帮助胎儿大脑和视力发育的作用。DHA 对成年人也有保护心血管、改善记忆力、增加皮肤弹性的作用，所以不仅是孕期，建议大家平时每天也都吃一点儿。坚果的热量很高，这里所说的"一点"也是有量的要求的，每天 10 ～ 20 克就够了。如果按核桃来算，每天也就是 1 个～ 2 个。10 克核桃仁的热量大约是 318 千焦（76 大卡）。来自坚果的不饱和脂肪酸转化 DHA 的比例比较低，如果每天需要 200 毫升 DHA，需要吃 90 克～ 140 克坚果，这个量显然超标太多了，不如富脂海鱼（如三文鱼）或直接补充 DHA 更为有效。

第四类：粗粮。粗粮作为加餐，主要是为了和米面去搭配，组成更加均衡的营养结构，而

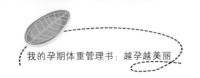

不是单纯为了减少热量，不是用来做减肥餐的。比如有的孕妈妈中午吃得比较简单，主食都是米饭或面食，那么在下午加餐的时候搭配一些粗粮正好可以满足粗细搭配的要求，同时也增加了食物的多样性。要注意的是，粗粮类在每天的主食中占 50% 的量，不需要全部吃粗粮。其次是粗粮的热量并不都是低的。跟大米相比，糯米、荞麦、青稞、燕麦的热量都比大米高，豆类中黄豆也比大米高，而红豆、绿豆、小米其实跟大米差不多，薯类则是比较低的。所以并不是粗粮都可以用来做成减肥餐的！

名称（100 克）	热量（千焦）	名称（100 克）	热量（千焦）
大米粉	1448	玉米（鲜）	444
小米	1498	红薯	414
燕麦片	1536	马铃薯	318
红豆	1293		

 第 6 计：让先生一起来进入你的体重管理计划

从备孕开始我们就说，孕育是两个人的事。同样的，健康也不是孕妈妈一个人的事，健康的饮食是全家的大事，是全民族的大事！所以，准爸爸不要逃跑，如果你的体重也不合格，更要积极地参与进来。在改善饮食的过程中遇到什么困难，准爸爸要用你理性的头脑来影响家人，不仅自己要做好，还要督促孕妈妈每周称体重。

很多准爸爸都很忙，每天为了孕妈妈和胎宝宝打拼，但那并不意味着你可以马马虎虎地吃饭，相反地，饮食对于你更加重要。孕妈妈和胎宝宝需要的各种营养素你也都需要，如果你经常加班出差压力大，那么你需要得更多。建议准爸爸了解孕妈妈的体重规划，一起上课。忙的时候，每天至少和家人一起吃一顿饭，不忙的时候，和孕妈妈一起买菜做饭。

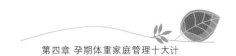
爸爸在家庭中更多地起到榜样和引领的作用，爸爸好好吃饭，宝宝也会学你。如果你打算让你的父母来帮忙照顾宝宝，那就要尽早统一家庭的营养观念，不然等到宝宝出生，母乳喂养的时期妈妈该怎么吃，进行食物转换的时候宝宝该怎么吃，都可能引发矛盾。这些问题看似简单，但其实是需要系统地理论学习的。如果因为吃饭问题起了争执，影响家庭和谐不说，还会给宝宝的健康带来不利的影响。

 第7计：在外吃饭的技巧

在外吃饭，除了看餐馆的卫生条件、食材的新鲜程度，很重要的一点就是控油。前面讲过，主食没多少热量，而油却有着很高的热量。北方的餐馆用油比较多，炒出来菜香，出锅时还要再浇上一层油，看着菜品亮晶晶的。偶尔在外吃还好，经常在外吃的话，油量就肯定大大地超标了。

有一些简单的方法能让你吃得更健康。

1. 在外吃饭，点完单要提要求，少油少盐、出锅不浇明油。

2. 如果看着油多，要一碗热水，把菜品涮一下。如果是肉菜的话，把盘子的一边垫起来一点，让油都流到一边，倒出来。

3. 晚餐尽量少吃西餐，奶油蘑菇汤、牛排、烤肉最好不吃。蔬菜沙拉能不放沙拉酱就不放。

4. 点菜尽量选蒸、煮、炖、炒做法的菜，不吃烧烤、油炸、腌制食物。

5. 果汁、酸奶、甜点不要和正餐一起吃。

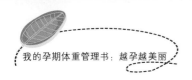

 第 8 计：了解各类家务活儿以及运动的能量消耗值

怀孕不是生病。

很多孕妈妈一旦怀孕就变成了"玻璃娃娃"。280 天只动口不动手。其实，大可不必因为宝宝的到来而"草木皆兵"，孕期适当的运动对于孕妈妈和胎宝宝而言都很有益处。

当然，有一些孕妈妈在孕期因为胎盘、高血压甚至其他一些问题，不能像其他孕妈妈一样到专业的孕期运动机构通过多种多样的运动来控制体重，强健孕期体质、体能。但这并不意味着孕妈妈就完全丧失了活动的能力。其实，在家里适当地做一些家务也是可以消耗能量的哟。

在这里尤其要提醒的是，孕期不能正常运动的孕妈妈，更应该关注科学的孕期饮食营养，否则的话，身体的能量始终保持在进得多出得少的状态下，体重秤可就撑不住啦。

日常生活	MET	能量消耗 (千卡)	运动及娱乐	MET	能量消耗 (千卡)
自己进食	1.4	108	散步（4km/h）	3	210
坐厕	3.6	245	快走(6.4km/h)	5	350
穿衣	2	140	慢跑（7km/h）	6	420
站立	1	70	乒乓球	4.5	315
洗手	2	140	羽毛球	5.5	385
淋浴	3.5	245	游泳（慢）	4.5	315
扫地	4.5	315	骑车（固定）	3.5	245
拖地	7.7	539	骑车（快速）	5.7	399
铺床	3.9	273	有氧舞蹈	6	420
做饭	3	210	打牌	1.5～2.0	105～140
下楼	5.2	364	弹钢琴	2.5	175
上楼	9	630	写作（坐）	2	140

◆ 1 MET 相当于每千克体重每小时运动消耗量，大致为 1 千卡

◆ 以 70 千克的孕妇计算每小时运动的消耗量（千卡）

◆ 引自《实用运动医学手册》，北京大学医学出版社，2003。

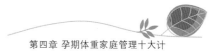

第 9 计：学习适宜家庭操作的简单运动

体式解析：

第一式：坐球侧伸展

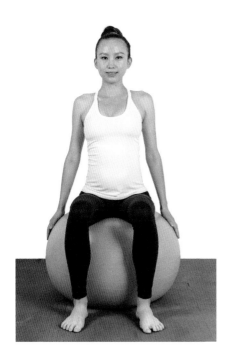

01 端坐在分娩球上，上身直立，双腿 90 度夹角打开与肩同宽。

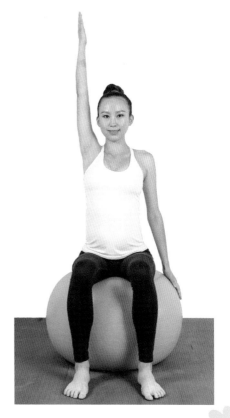

02 吸气，右手臂延体侧向上高举过头顶。

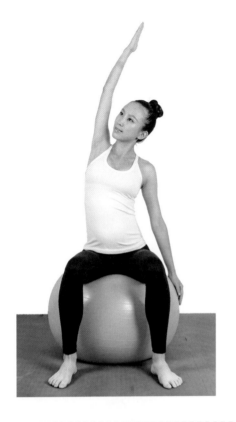

03 呼气，骨盆和球保持稳定，带动手臂向左上方伸展。

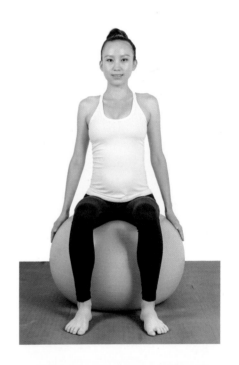

04 保持 3 ~ 5 个回合的呼吸，吸气，上身回正，呼气，右手臂还原。

05 用同样的方式进行反方向练习。

功效：建立核心稳定，缓解孕期子宫对横膈的压迫所造成的肋骨疼痛，维持胎儿在体内的最佳位置，增强子宫和胸腔空间，坐球的练习可以释放下腰背、骨盆的压力，释放膝关节及腿部的压力。

第二式：半莲花单腿背部伸展

01 坐姿，双腿自然分开，伸直。

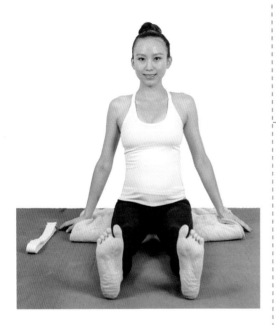

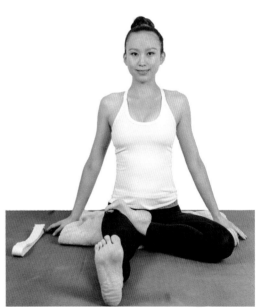

02 曲右膝，右脚背放置左大腿根处，脚心朝上。

03 吸气，双臂体侧高举过头顶与肩同宽，掌心相对。

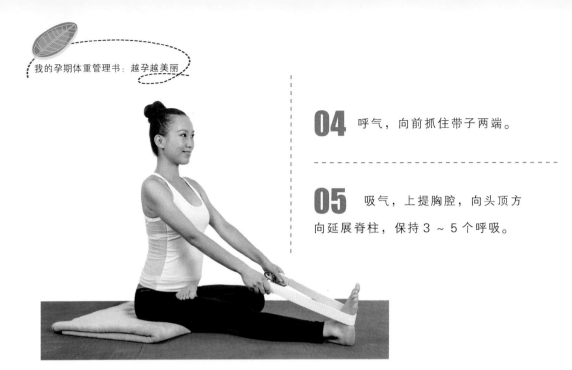

04 呼气，向前抓住带子两端。

05 吸气，上提胸腔，向头顶方向延展脊柱，保持 3 ~ 5 个呼吸。

06 呼吸放松，用同样的方式进入反方向练习。

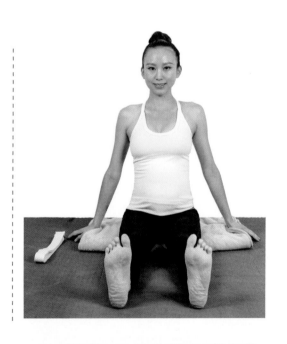

功效：改善孕期的消化不良和便秘，释放膝关节的压力和腿部的疼痛，强健腰背部肌肉力量，稳定脊柱，同时给胎儿带来更多的支撑力，拓展身体的空间。

第三式：束角式扭转

01 坐姿，双腿弯曲膝关节，脚心相对，脚跟收向大腿根处。

02 上身挺拔，引领背部，向外扩展双膝。

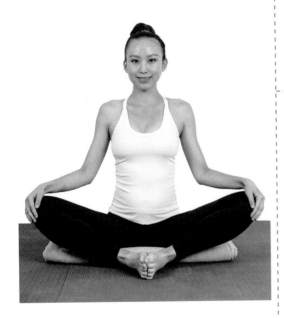

03 左手放置左膝，右手放置臀部后侧。

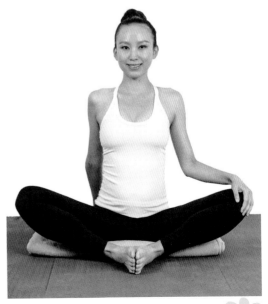

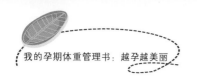

04 吸气，向上延展脊柱，呼气，骨盆稳定，上身向右侧扭转。

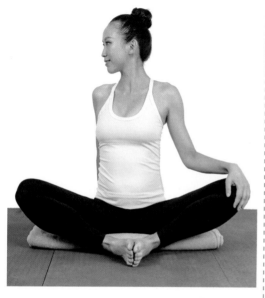

05 保持 3 ～ 5 个呼吸，呼气，上身还原放松。

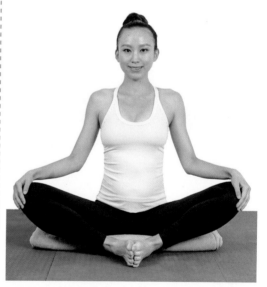

功效：缓解头痛、恶心和身体的乏力，释放背部的紧张和疼痛，滋养腹部器官，改善孕期的消化不良，释放子宫韧带的紧张，并创造骨盆空间，给胎儿带来更舒适的宫内环境。

第四式：坐角式

01 坐姿，双腿向两侧展开，脚跟
垂直，脚尖指向上方。

02 腿部的后侧和膝盖窝着地。

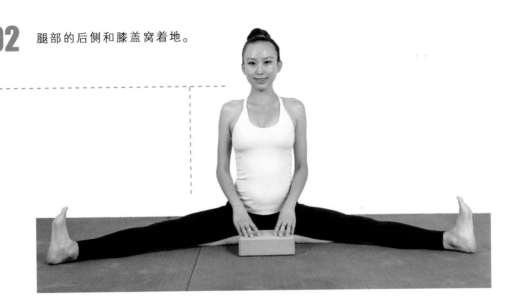

03 双手下方辅助一块瑜伽砖。

04 吸气，躯干上提，保持 3 ~ 5 个回
合的呼吸。

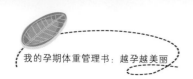

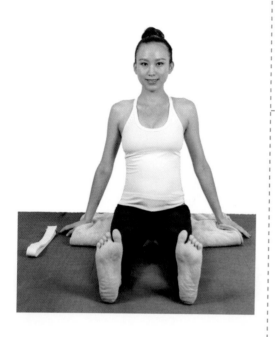

05 呼气，放松身体，收回双腿，
轻轻拍打腿部肌肉放松。

功效：强壮骨盆和下背部的肌肉力量，改善骨盆的血液循环，灵活腹股沟，创造更多的骨盆空间，缓解坐骨神经的疼痛。加强的腰背部力量可以给胎儿带来更好的保护，骨盆空间的拓展会让胎儿更加舒适。

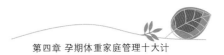

第五式：猫伸展式

01 四角支撑，膝盖下方垫上毯子。

02 双手打开与肩同宽，双腿打开与骨盆同宽，大腿垂直，保持背部的舒展。

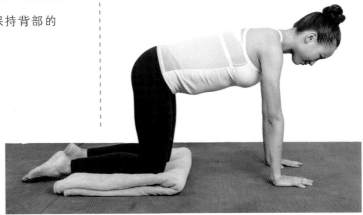

03 吸气，头部向上抬起，逐渐延展身体前侧，腰骶下沉。

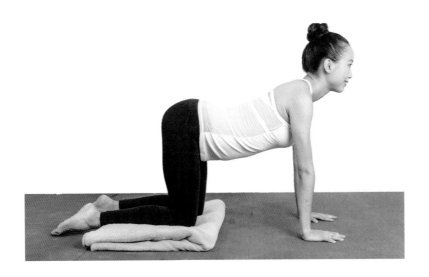

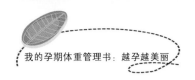

04 呼气，低头拱背，尾骨内卷，把宝贝再抱向怀内（并不更多地卷收腹部）伸展上背部。

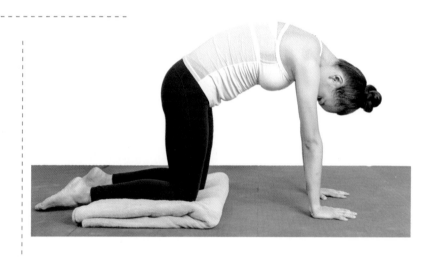

05 反复 6 ~ 10 次。

功效：释放脊柱的压力，缓解腰背部的疼痛，同时可以释放子宫韧带的紧张，增加子宫的空间，缓解孕期的便秘，胎儿可以更加自由地游动，同时也是一个可以调整胎儿位置的体位。

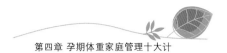

第六式：侧卧抬腿式

01 左侧卧，左手臂支撑头部，右手放置体前侧支撑地面保持平衡，左膝可以弯曲，保持平衡。

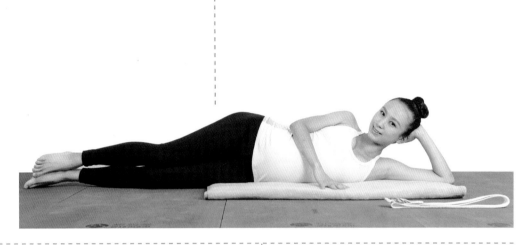

02 弯曲右膝，右手握住右脚指，（可用伸展带辅助）伸展右臂和右腿向上，保持3～5个回合的呼吸。

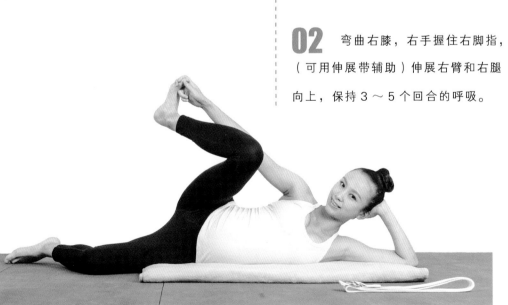

143

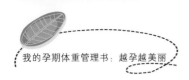

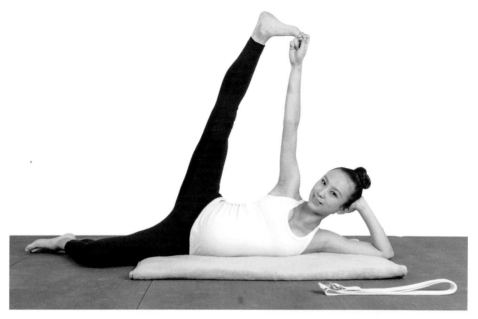

03 呼气，放松还原右膝，放松
头部。

04 用同样的方式进行反方向练习。

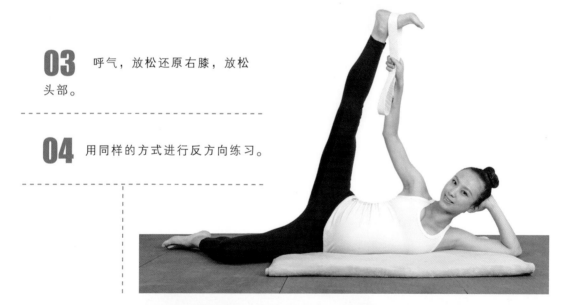

功效：拓展髋部空间，强健腿部肌肉，缓解孕期背部的疼痛感，给宝贝创造更大的空间，释放腹部、腹股沟的压力。

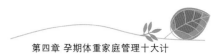

第七式：风吹树式

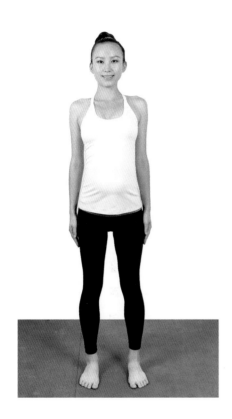

01 站立，双脚打开与骨盆同宽，脚板外缘平行。

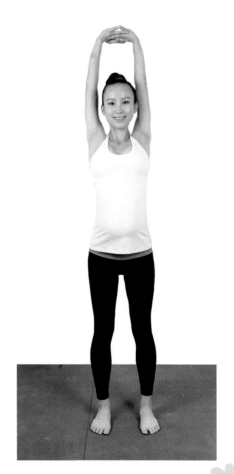

02 双臂延体侧向上高举过头顶，十指交扣，掌心向上。

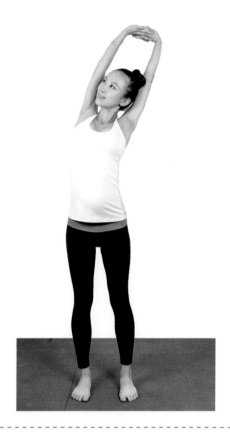

03 呼气，保持骨盆中正，向右侧弯，延展身体左侧。

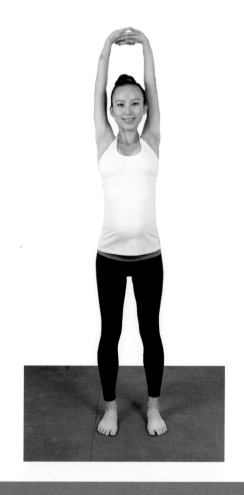

04 吸气，身体回正。

05 用同样的方式进行反方向练习。

功效：较强的脊柱延展，为胸腔和子宫创造更大的空间，缓解胸腔的憋闷感，释放背部的疼痛，强健双腿，为宝贝的生长发育提供良好的空间。

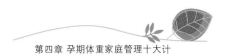

第八式：推球前屈伸展

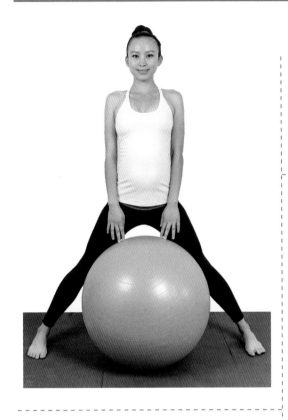

01 站立，双腿打开大约100厘米，脚板外缘平行。

02 双手推球向前折髋，伸展背部和胸腔，可以弯曲双膝。

03 保持背部的延展和胸腔的开阔，3～5个呼吸。

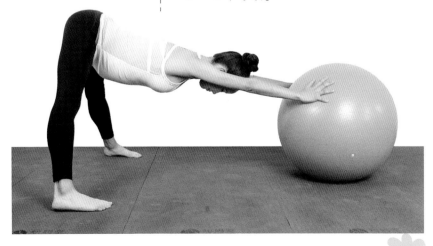

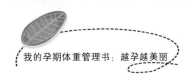

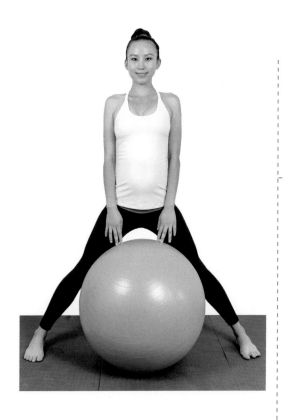

04 还原放松。

功效：缓解心脏的压力，伸展下腰背，缓解坐骨神经的疼痛感，释放子宫和直肠的压力，缓解孕期便秘，给子宫带来更加舒适的环境。

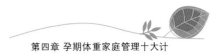

第九式：倒剪式

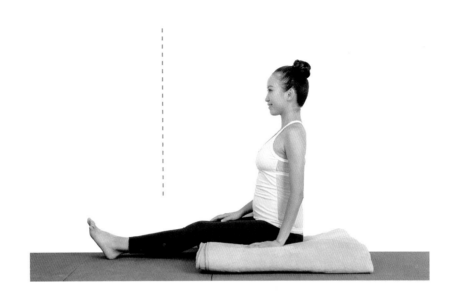

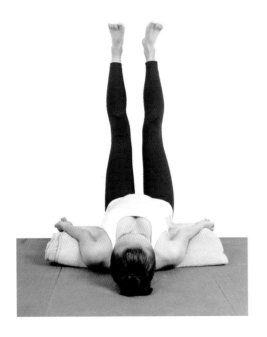

01 仰卧在靠墙的位置，双腿抵靠墙壁。

02 臀部到腰的位置放置长枕，胸椎和肩落地。

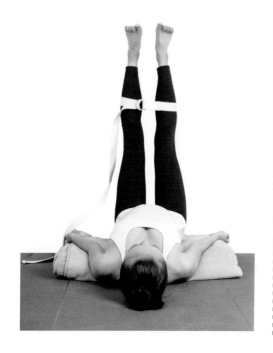

03 上臂体侧落地延展放松。

04 闭上眼睛保持放松的状态，正常地呼吸。

功效：释放紧张的情绪，放松身体，有效地缓解腿部的水肿和抽筋，平静身心，让准妈妈心情愉悦，给宝贝带来更舒适平静的孕期状态。

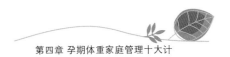

第十式：座椅胸腔伸展（椅子）

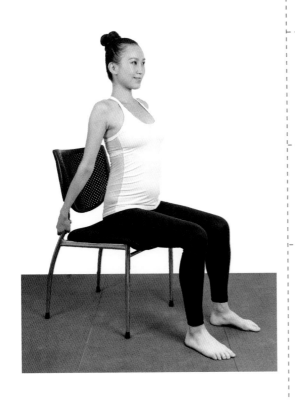

01 坐在椅子上，双臂向后握住椅背的两端。

02 吸气，向上提展胸腔，释放喉咙，肩下沉。

03 背部内凹，延展身体前侧，肩胛骨内收。

04 保持 3 ～ 5 个呼吸。

151

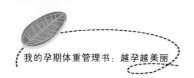

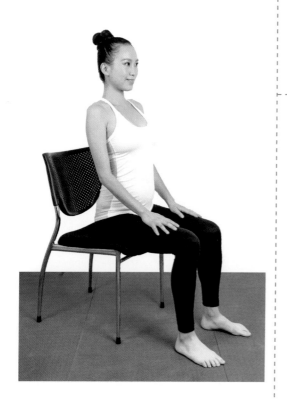

05 呼气，放松还原，可以重复练习。

功效：有效地释放胸腔的压力，缓解孕期乳房的胀痛，拓展子宫的空间，促进胎儿的生长发育。

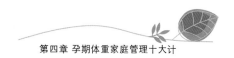

第 10 计：学习营养知识，不道听途说

不是说多吃粗粮好吗？

不是说多吃水果孩子皮肤白吗？

不是说土豆可以代替主食吗？

不是说吃枣能补血吗？

不是说吃黑芝麻孩子头发黑吗？

不是说吃鹅蛋能排胎毒吗？

不是说肉吃多了不好吗？

不是说补钙容易导致孩子头硬不好生吗？

不是说孕妇不能吃绿豆吗？

不是说牛油果蛋白质高，可以代替肉吗？

不是说孕晚期体重会疯长吗？

不是说苹果最有营养吗？

不是说孕妇不能吃凉的吗？

……

不是说，不是说，每次我都想问问，到底是谁说的？

在饮食的问题上，大家很容易受到这些传闻的影响，只要说是对宝宝或是对准妈妈不好，大家宁可相信。至于是不是真实的，是不是有明确的科学依据，是不是真有好处或是坏处，似乎一点儿都不重要。大家有着美好的愿望，却又没有相应的营养学以及其他相关学科的知识，所以选择了最简单的方法——盲从。

想要不被忽悠？很简单，凡事问三个问题——三问法（WHH）。

给大家举个例子：吃鹅蛋能排胎毒吗？

第一问：为什么？（Why/What/Who？）为什么吃鹅蛋能排胎毒啊？/什么是胎毒啊？/哪位营养学专家说的？大多数的"不是说"到这里也就清楚了，不知道谁说的，没有出处，没有依据！仅仅是道听途说而已。

第二问：多少？（How much/How many？）吃多少？如果有人侥幸过了第一关，能说出

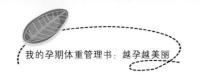

点儿道理，到这里也就停止了。

请你从上面那些"不是说……"中随便找一个出来，按这个方法问问周围的 10 个人，你看看会得到怎样的回答。

当然我还可以继续问：

吃多少鹅蛋能排胎毒？

吃几个？

吃几斤？

是每天吃还是每周几次？

什么时候吃？

生吃还是煮熟了吃？

怎么判断胎毒排干净了？

一直问到你无语。在这本书中告诉大家的食物都有量的标准。学习能让我们不盲目，明明白白地吃饭，健健康康地生活。

第三问：怎么吃？（How？）当然是按照营养学的标准来吃。鹅蛋和鸡蛋属于同类食物，可互相替代。从口感上说还是鸡蛋更好些。

"三问法"告诉大家的是，营养学是一门科学，不是每个人甚至不是其他领域的专业人士就能给出准确而有效的回答的。当你求医时，会去找一位专业医师，还会仔细地了解医生的背景和专长，而你问营养类问题的时候却不曾想过所问之人是否是真正的营养师。

营养学知识是需要学习的，学习了之后还要实践。在通往健康的道路上人人平等，没有捷径。如果你羡慕这本书中各位美丽的窈窕孕妈，羡慕她们孕期不臃肿，产后恢复好，宝宝长得好，那么你要像她们一样认真地学习，每天吃饭精心搭配，一点儿都不能马虎。

Chapter 5
第五章

全孕期体重管理之运动篇

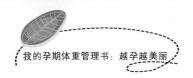 **孕期运动的原则与禁忌**

孕期运动的原则

避免腹部与骨盆受压。

避免向内挤压或骨盆底施压的动作。

安静轻柔的练习体式，不要让身体过度紧张。

觉察自己的呼吸，在练习的过程中呼吸是流畅的、自然的、有节奏的，不可屏息练习。

停止运动的信号

阴道开始出血，有液体流出或缓慢持续的液体流出。

腹部、骨盆疼痛或持续性宫缩。

运动中感到头晕，喘不过气，无力。

胸部疼痛，手臂麻木。

长时间感觉不到胎动、胎动减少（一小时 3～5 次）。

眼前有浮点、亮点，眩晕。

任何严重的突发性肿胀。

小腿的疼痛或肿胀。

肌肉无力。

任何感觉紧张难以完成的体式。

孕期运动过程中的禁忌

血流动力学异常的心脏病。

限制性肺部疾病。

宫颈松弛／宫颈环扎手术之后。

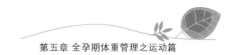

有早产风险的多胎妊娠。

孕中期、孕晚期持续性出血。

三次或三次以上流产。

妊娠 26 周后胎盘前置。

本次妊娠中的早产征兆（即便是已经消退）。

胎膜破损。

妊娠期高血压综合征或子痫（先兆子痫）

◇ 标准参考 acsm 运动测试与运动处方指南

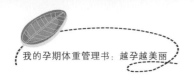

孕早期：瘦身营养两不误

孕妈妈与胎宝宝的身体特点

孕妈妈的身体特点

如果怀孕，身体会有这样几个信号：停经、体温升高、早孕反应。

在刚怀孕的头几周里，你可能对子宫正在发生的重大变化浑然不觉，也有可能出现一些怀孕早期的征兆，比如乳房疼痛与胀痛，乏力倦怠，恶心呕吐。眩晕和头昏在孕早期也是相当常见的。许多孕妈妈会出现老想上厕所，总也尿不干净的感觉，也会发现自己的阴道分泌物比往常多。情绪也会出现变化，可能情绪激动，可能兴高采烈，也有可能不知所措。平常喜欢吃的东西，突然不爱吃了，有的看到就想吐，或者想吃一些酸的东西。有的孕妈妈在这个阶段特别能吃，总有饥饿感，有的体重会快速地增加，但也有的会出现孕早期体重没有任何变化或减轻。初期小腹可能没有隆起，但腰变粗了，乳房的血管会变得明显，乳头变大、颜色变深。随着孕周的增加会出现孕期晨吐，身体疲倦不舒服。怀孕第 12 周是个重要的阶段，那些让你不舒服的孕期反应开始减少了。

胎宝宝的发育特点

受精后大约 7 天，受精卵分裂成一个肉眼可以看到的胚泡，到达子宫内膜着床，胎盘的雏形形成。胚泡从母体的血液中吸取养分，细胞开始分化，胎儿的内部构成也在发生着变化。骨骼、神经系统和重要的器官，变长的胚胎在背部已经长出脊柱的突起，外形看上去像一只小海马。孕早期是至关重要的生长期，许多骨头和肌肉已经成形。随着孕周的增加，胎儿的外表看起来越来越像人类，四肢、手指、脚趾更加清晰。男孩长出睾丸，女孩长出卵巢。胎儿的重量约 14 克，这个时候胎儿能做小运动了，比如卷曲脚趾和吞咽羊水，胎儿已经开始吸收一些营养物质，并开始分泌激素了。

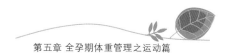

孕早期营养建议：轻松舒适为先

孕早期的孕妈妈，最担心会遇到孕吐，有的孕妈妈害怕瘦了会影响胎宝宝。有的孕妈妈吐得不厉害，或者只是有干呕，也会疑问此时要怎么补才好。还有的孕妈妈不但没有吐，胃口反而特别的好，吃得多了体重怎么控制？

无论哪一种情况，孕妈妈都要放松心情。孕早期的胎宝宝还小，一般情况下孕妈妈体内的储备能够供应胎宝宝所需。此时孕妈妈们要尽快适应怀孕的状态。胃肠道不仅是人体的消化器官，也是人体最大的情绪器官，精神状态会影响胃肠道的"心情"哦。如果孕妈妈吐得不厉害，体重下降3千克以内，这种情况孕妈妈不用担心胎宝宝会缺营养。但是如果吐得厉害，体重一直下降，就要警惕。进食不足，人体会发动脂肪来供能，脂肪代谢时产生酮体，血液中酮体增高会对胎宝宝发育有影响。所以呕吐厉害，每天呕吐10次以上的孕妈妈，甚至"连喝水都会吐"，这时就要求助于医生了。

胃肠不舒服，孕早期的孕妈妈不妨采用喝的方式，毕竟喝比吃要容易。把食物做成各种粥和汤品，随时吃，就会感觉胃肠的负担小多了。肉类可以煮成肉泥放在粥里，鸡蛋也做成蛋汤，这样就不会因为喝汤只摄入脂肪而缺少蛋白质了。孕吐的孕妈妈每日主食的摄入量要保证不少于150克，不要缺少热量。每日保证1个鸡蛋，100克肉类，250克水果，400克～500克蔬菜，就能保证自己和胎宝宝都不缺营养。孕妈妈可以自由选择口味，想吃甜口味、辣口味、酸口味，都可以，只要注意调味品的质量就可以。虽说孕期饮食要清淡，但孕早期的孕妈妈很多都觉得嘴里总是有苦味，吃东西没味道，所以可以借助普通的油盐酱醋来调一下味，等到孕妈妈胃口恢复了再改为清淡的饮食也不晚。

偏瘦的孕妈妈孕早期体重可以增长2千克～3千克，体重正常或是超重的孕妈妈无须长体重。对付恶心的感觉也有些方法，比如每餐不要吃得太饱，起床或是弯腰动作别太猛，可以闻闻生姜或是新鲜水果的味道来减轻恶心的感觉。总之别给自己太大的负担，胎宝宝的发育不仅需要营养，还需要孕妈妈的好心情、好睡眠。

胃口特别好的孕妈妈要特别注意，食欲特别好跟恶心一样，也是孕早期的一种反应，并不是孕妈妈真的需要吃那么多。准妈妈只要按正常饮食量来吃就好。如果发现自己的体重增长超过2千克，要及时做出调整。

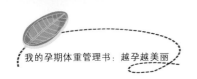

孕早期营养素的补充，叶酸当然是不可少的，孕妈妈也可以选择复合维生素。但记得一定要吃好饭，孕早期胎宝宝的身体中细胞在迅速地增加，大脑细胞也是分化的高峰时期，脑细胞所需要的各种营养也必须充足。

孕早期运动原则：缓慢为主

孕早期的运动特点：慢

在怀孕初期，进行运动要根据自己的身体情况量力而行，不要按照之前的习惯运动。这时胚胎正处在发育阶段，和母体的连接还不紧密，同时在孕早期大多数女性会出现不同程度的早孕反应，如恶心、呕吐、头痛、疲劳、困乏、情绪紧张等。不管你睡得再多也会觉得无精打采，这是由身体激素的变化引起的。在这个时候我们如果选择运动的话，就应该注意运动的方式和节奏，尽可能地让身体处于温和舒适的状态，选择舒缓的运动方式。

在进行任何锻炼之前都要得到医生的允许

由于孕期孕妈妈身体的特殊性，孕期运动的安全性就显得尤为重要，在选择孕期运动之前一定要先咨询产检医生，听取医生的建议，获得准许后再运动。因为有很多孕期症状是不适合做运动的，比如：妊娠期高血压综合征，或有心脏病史、流产史、早产史，或贫血、肥胖、胎儿过小、有分娩迹象、已经破水等。如果怀了双胞胎，需要更加小心，要做好详细的计划。只有尊重自己的身体，听从医生的建议，才能更好地保证孕期运动的安全性。

先从合适自己的运动开始

在怀孕阶段，没有谁比我们自己更了解自己的身体了。有些动作别人能做到，但自己未必可以做得很舒适。在孕期进行运动时，一定要量力而行。每个人的身体条件不同，运动基础不同，孕周的大小、体重、先天体质等也都会很大程度地影响到运动方式和效果。不要攀比，每一种运动方式做到自己舒适的状态才是最好的。

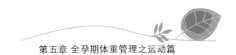

孕期运动需要选择专业机构保证安全性

孕期的运动方式有很多种，但不是所有的运动随便在家就能够自行练习。孕期的特殊性决定采用的运动方式和老师指导都要更加专业。孕期运动时有专业老师的指导，会让你的运动更加安全、丰富。如果想要获得更加丰富的运动知识，提升运动安全性，我们必须知道得更多，比如孕早期、孕中期、孕晚期的动作有什么分别，动作怎样才算做到位了，动作的要领是什么，如何找到一个正确的动作给身体带来的感觉等，而这些并非是自己在家练习能够获得的。如果想让孕期运动更加全面、丰富、安全，就应该有专业老师的指导。

孕期运动适宜提早计划

有的孕妈妈有一定基础，比如在怀孕前坚持游泳、瑜伽、搏击、跆拳道、舞蹈等。坚持运动的时间已经在 3 年以上了，运动的频率也能够保持一周至少 3 次，那么她们一般很快也更容易进入孕期的运动状态，自我调整迅速，运动的挑选也不会有太多局限。而无运动基础的孕妈妈在运动选择和时间安排上就应该做出计划了，可以先从缓和的方式进入，选择自己更感兴趣、强度相对小的运动。每次运动时间或每周的运动频率可减少，找运动老师做出相应的调整方案。有无运动基础的孕妈妈都应该有孕期运动的信念，孕期运动不单单为我们自己，更是送给胎宝宝的第一份人生礼物。

不做任何可能伤害到腹部的运动

怀孕之后，孕妈妈的腹部会慢慢出现变化，但无论是孕早期腹部没有隆起的时候，还是孕晚期腹部已经高高隆起的时候，都要时刻铭记，任何伤害到腹部的练习都应该停止，比如腹部着地、腹部挤压、腹部强扭转的动作，这些动作会挤压胎儿，让子宫壁变薄，宫内压升高，从而增加流产的风险。

一定要注意随时调整运动强度

在运动的过程中，有很多孕妈妈一味地追求运动强度，认为只有高强度才能起到锻炼的效果，会用流了多少汗、衣服湿透的程度来衡量一次运动的作用，其实这样的判断是不正确的。孕期本身就是一场耐力赛，就算不做任何孕期运动，体能的消耗也是很大的。孕期身体的激素

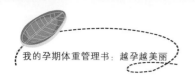

水平也在发生着变化，松弛素会使肌肉变得更加松软，你会发现原来做不了的动作，怀孕之后能够轻松面对了。但一定注意，这个时候身体出现的变化并非常态，如果孕期运动强度过大，很容易造成对身体的伤害。《黄帝内经》记载"汗为津液所化"，汗出过多会伤及气血。孕育胎儿，母体的健康尤为重要，胎宝宝在 280 天中的营养全靠母体供给，所以准妈妈在孕期一定要保证自己所做的一切都以胎儿和自我的健康安全为前提。

一定要进行热身运动和放松运动

运动前的热身能够更好地舒展僵硬的身体，让孕妈妈以更好的状态完成下面的动作，同时也是降低动作受伤风险的重要环节。热身运动一般时间较短，强度较低，慢慢增加身体的温度和血液循环，使心脏血管系统、呼吸系统、神经系统和运动系统等逐渐适应强度较大的运动。放松运动是孕妈妈比较喜欢的一个环节，也是非常重要的一个环节，一次运动下来放松几分钟，会让孕妈妈顿时感受身体舒适，精神一下子好很多。同时，这个时间也是和胎宝宝交流的好时间，有的胎宝宝在准妈妈运动后会非常的快乐，胎动明显，而孕妈妈在放松体位上可以和胎宝宝更好地交流，分享彼此的感受，是一个非常不错的胎教环节。

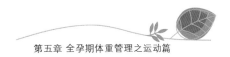

孕中期：管理体重最佳时期

孕妈妈与胎宝宝的身体特点

孕妈妈的身体特点

在这个阶段的早期，孕妈妈的一些不适反应会逐渐消失，腹部可能刚开始有一点儿隆起，身体也轻松了许多。在这个时期应该享受怀孕给你带来的乐趣，随着孕周的增加，孕妈妈的身体会发生很大的变化，胸部明显增大，腰围越来越粗，你的头发和皮肤也会出现一些变化，由于身体激素的变化，孕妈妈看上去会容光焕发。在孕中期子宫底可能接近肚脐了，乳头的颜色变暗，腰身可能已经看不出来了，大腿和臀部也长了不少肉。但是也有相当多的孕妈妈在怀孕6个月时肚子也不是很明显。此时，孕妈妈开始感受到胎动了，可以注意宝宝的作息时间。到24周为止体重大约增加了4.5千克，孕妈妈的肚子大小也有所不同。由于日益增大的子宫会对膀胱和直肠造成压力，很多孕妈妈在这个时候会出现尿频和便秘。

胎宝宝的发育特点

怀孕进入13周时胎儿的大部分器官已经分化成形，发育仍在继续。第14周胎儿的臀径长约8.5厘米，重约30克，手指和脚趾发育更完全，脸看上去更像成人。此时，胎宝宝的发育更快了，体重也迅速增加，骨骼和肌肉也进一步发育，胎儿的四肢可以做一些大幅度的动作，胎儿的内外生殖器官也继续发育。胎儿的脸每一天都有着新的变化，毛发也开始生长。胎儿逐渐地可以做一些脚趾与脚底的弯曲，手指开始能与手掌紧握，甚至可以吸吮自己的大拇指了。胎儿的大脑仍在继续发育，肌肉也在继续生长。胎儿的牙齿在这时开始发育，在出生前就逐步形成。有时候，胎宝宝在吞咽羊水时会打嗝，四肢越来越结实，脂肪也开始增加，皮肤不会那么皱了。胎宝宝的皮肤很薄，表层还有一层白色油脂，可以保护皮肤不受羊水的影响。随着孕周的增加，胎儿会迅速发育，在25周的重量约680克，看起来更像新生儿了，皮下有了脂肪。孕中期快要结束时，胎儿的变化很大，他慢慢地可以睁开、闭起眼睛，可以接收光线明亮与暗淡的信息。

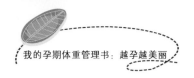

孕中期营养建议：习惯养成为先

孕中期对于大多数孕妈妈来说是一个比较舒适的时期，早孕反应慢慢消失，身体的负担还不太重。这个阶段正好也是养成规律饮食起居习惯的好时期。

胎宝宝的发育是一个连续的过程，对于胎宝宝的每一个细胞来说，营养的供给都应该是全面的、充足的、持续的，而不是等到缺了再补，也不是只补钙、补铁就足够了。

孕妈妈在这个时期可以根据自己的生活规律，安排好正餐和加餐时间。重点是安排好每一类食物的量，还有养成多样化饮食的习惯。有没有做到，孕妈妈不妨自己来数一数每天的食物种类。

上班族孕妈妈经常会担心在外吃饭不安全，有的孕妈妈中午凑合吃，晚餐回家会吃得比较好，这样虽然从营养素上说可以"凑够"，但是热量就会集中在晚上，不利于体重的管理。孕妈妈要根据自己的条件，重点还是放在早餐和中餐，而晚餐的量应该是比中餐要少的，不能倒过来。中餐选择自助餐是一个好办法，挑选信得过的餐馆，和同事一起吃桌餐也是不错的选择。只要孕妈妈们掌握了饮食搭配的原则，在外吃饭也仍然可以吃得好。

孕中期孕妈妈们的任务是找到饮食和运动的平衡，让自己的体重每周规律地增长。特别是在早孕反应刚消失的一段时间，胃口太好了，容易不小心吃多，一定要每周称体重哦！

孕中期运动原则：舒服为主

运动量可以增加，但不可进行跳跃性动作，身体有良好的支撑并保持平衡。

伴随孕周的增加，孕中期的孕妈妈已经没有了孕早期的不适感，身体处于一个比较舒适的状态。在这个阶段，孕妈妈们可以适当地增加一些运动强度和种类，可以提升每次运动的时间，增加一些耐力和力量练习。这样会让你的身体积累更多的能量，为分娩做好准备，也会更好地控制体重的增加，同时也能让宝宝的体重在一个合理的范围，减少巨大儿的出生和剖宫产率。

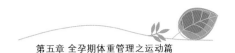

这对孕晚期及产后恢复都是非常有帮助的。但是孕妈妈要注意，要避免跳跃性的动作。随着腹部越来越大，身体的重心会变化，感觉身体没有以前那么稳定了，而跳跃性的动作会让身体变得不平衡，容易摔倒。所以在进行的所有运动中，让身体有良好的支撑，获得更多的平衡感是非常重要的。孕妈妈一定要在运动的过程中保证身体的安全性！

运动或练习的动作，要对身体出现的变化做针对性的练习，锻炼要全面。

伴随孕周的增加，孕妈妈会发现身体出现很多变化，乳房的增大、下坠会让肩颈上背部的肌肉变得紧张，而日益增大的子宫则会对腰骶造成强大的压力，从而腰部的疼痛感也会出现。同时，耻骨和尾骨也会因为压力和激素而出现变化，这就是为什么在孕期很多女性会出现耻骨痛和坐骨神经痛。子宫增大还会压迫到膀胱和直肠，尿频和便秘也是非常令人头痛的事情。腹部向上会压迫到胸腔，孕妈妈会出现呼吸不顺畅、胃灼热等一系列问题，同时对下肢的压迫会造成腿部和脚踝的水肿与抽筋。那么在这个阶段进行运动时，就要有针对性地锻炼，帮助缓解身体出现的不适感，从而增加舒适度。所以在选择运动时要锻炼到全身部位，如果某个部位有较明显的不适，要做针对性的练习。

孕中期可增加运动强度，但要注意运动时心率变化，不可超过最大心率（220 – 年龄）× 70%。

美国妇产科医师总会的测试标准为：在运动的过程中，孕妈妈可以轻松地讲话，同时没有呼吸急促和憋闷的状态。孕期运动固然重要，科学合理的运动才是安全的保障，希望孕妈妈们能够在这个阶段积极地投入到运动中来，更加幸福美好地享受孕育的过程。

有的孕妈妈可能片面地了解到，孕中期是一个非常好的运动时期，由于运动的心情急切，很有可能会盲目地增加运动强度，从而给身体带来不适和危险。孕中期由于身体的感受较为舒适，可以适当地增加运动的强度和锻炼项目，但不意味着没有体能要求。如何来判断运动的强度，可以用这个计算方式来测定，也可以通过话语的测试来观察运动强度。如果感觉上气不接下气，不能说话了，就一定要慢下来，这说明运动强度太大了。妊娠期心脉跳动加快，氧气的消耗增加，而且怀孕本身就是一场持久的耐力运动，而超强度的运动会增强疲劳感，也会对宫颈口有不利影响。过大的运动量会导致体内激素的变化，影响子宫组织内的血管分布和胎宝宝

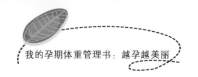

的成长，所以孕期运动一定要按照严格的体能要求去做。

禁止练习对腹部造成挤压、让子宫壁变薄的体位。

运动方式有很多种，但不是每一种运动方式和动作在孕期都可以进行。一些让腹部受到挤压、造成骨盆底压力过大、让子宫壁变薄的动作在孕期是不可以练习的。因为这样的动作会让腹内压增高，减少腹部的空间，从而危及胎儿的健康和安全。在孕期的运动一定要遵循这一点，最好请专业的老师进行指导。

具备医学上孕期运动禁忌的孕妈妈，禁止练习（如：妊娠期高血压综合征、心脏病、胎盘前置、胎儿过小、多胎等）。

孕期运动并不是所有的孕妈妈都能够参与，孕期出现的一些身体情况一定要注意，以防发生危险，危及胎儿。如果在产检的过程中已经确定有禁忌证，一定要遵守医生的劝告，盲目进行运动会给身体带来危险。

如果在练习的过程中出现这些情况也应该停止练习：1. 开始出血。2. 有液体漏出。3. 骨盆前下方疼痛。4. 感到头晕，喘不上气。5. 腹部剧痛。6. 胸部痛，手臂麻木。7. 很长时间感觉不到胎动。8. 眼前有浮点或亮点。9. 任何严重的突发性不适。10. 长时间严重头痛。出现这些问题时要立即寻求医生的帮助。

不可因为体重增加过多，想控制体重而随意增加运动强度和锻炼时间，也不可随意节食，要选择科学的方法控制体重。

有的孕妈妈孕早期的时候体重已经增加了很多，思想压力比较大，进行锻炼时像找到了救命稻草一样疯狂练习，想把多余的体重减掉或者不让体重再继续增加。孕期合理控制体重是非常重要的，但并不能盲目以节食或超强运动的方式来进行。孕期体重增加过少会影响产后的哺乳，因为母乳生成所需的"材料"来源于妈妈，特别是在产后最初的一段时间，要依靠妈妈的脂肪储备。所以在孕期控制体重要选择科学的方法、科学的饮食，才能保证胎宝宝和孕妈妈的身体健康。

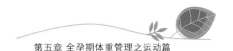

如果孕前期不适应，就不要轻易进行高强度锻炼，或随意增加锻炼时间。

每一位孕期女性的身体状态都不同，在孕期选择运动更要注意这一点，不能盲目跟从模仿。在孕早期开始进行锻炼时，就应该感受自己的身体的适应度和舒适感，这是检验自我体能、体质和运动效果的重要因素。如果在孕早期进行锻炼时，身体的不适感较重或体能跟不上，步入孕中期后就应该注意，不要像其他体能好、体质好的准妈妈一样随意增加运动强度。随意地增加运动强度会令身体的疲劳感更加严重，从而影响锻炼效果，无法坚持下来。这个时候，准妈妈应该尊重自己身体的情况，适当调整运动节奏。当然，专业的运动老师的指导是必不可少的，可以在身体状态逐渐加强的情况下，慢慢增加强度和时间，这样身体也有一个适应的过程，效果会更好一些。孕中期运动的方式有很多，但最可贵的是坚持不懈地努力，让自己的身体一直处于舒适状态，更加有利于坚持，有利于身心健康。

一定要进行热身和放松练习。

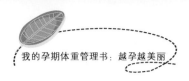

孕晚期：体重管理的攻坚战

孕妈妈与胎宝宝的身体特点

孕妈妈的身体特点

孕 28 周时你又进入了一个全新的阶段，此时，胎儿长约 39 厘米，还有胎盘和 750 毫升羊水，随着孕周的增加，乳头的颜色会继续变暗，到孕末期会流出少许初乳，但是不用担心，这是很正常的。慢慢地你会感觉身体有很多的变化，不像孕中期那样体态轻盈，这个时候你会容易感觉疲累，身体的疼痛感也会随之增加，比如肩背部、坐骨神经、腰部等处出现疼痛，腿部出现水肿，双脚感觉沉重，呼吸急促，尿频，失眠。当到达 32 周时，子宫底已经超过肚脐大约 12 厘米了。肚子好像很大，顶在胸部的下面，胎儿会随着时间慢慢下降，这个时候你会感觉肚子有下坠感。有的孕妈妈会发现这个时候自己的肚脐被撑平了，腿、臀部、手和脸都长胖了。有的孕妈妈在孕晚期会有些急切，想尽快和宝宝见面，看看小家伙长的样子。临近分娩的一个月时，因为胎宝宝入盆，你的肚子和胸部之间会重新出现一段距离，呼吸没有那么困难了。你要慢慢地调整自己的时间和安排。有的孕妈妈在 38 周时就会停止手上的工作。你可能会对宝宝的到来感到忐忑不安，但不用担心，每一位妈妈都会经历这样的思虑。要成为一个好妈妈，需要时间和不断地学习。

胎宝宝的发育特点

进入孕晚期后，胎儿会更接近新生儿的样子，重约 1.25 千克，他出生时的体重差不多是此时的 3 倍，胎儿的差异会很大，有的出生时头发稀疏，有的长着浓密的头发，胎儿的生长仍会继续，每周头臀径增加 1 厘米，到 30 周时身长大约 38 厘米，体重 1.4 千克，依旧会以每周 200 克的速度增长着。胎宝宝慢慢地会撑满整个子宫，胎盘也会变得很大，胎宝宝活动的空间有限。此时，胎儿应该是双腿盘坐，头朝下。有的胎宝宝在出生时皮肤表面会有一层胎脂，还有一层软软的胎毛，但在 34 周时会开始消失，在出生前只有肺还需要继续发育。分娩前一个月时，胎儿的身长已经接近新生儿的长度，约 46 厘米，重量约 2.75 千克。这个时候胎儿的头可能已经下降到骨盆边缘。到了 39 周时，与前几周相比，羊水少了很多，身长约 49 厘米，

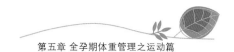

体重约3.3千克。此时，胎儿快要出生，胎儿的头部一般会进入孕妈妈的骨盆当中，迎接他的将是一个崭新的世界。

孕晚期营养建议：坚持就好

孕中期，如果孕妈妈已经能够做到体重匀速增长，到了孕晚期其实不必纠结是否要多吃，保持孕中期的饮食方式和运动频率即可。孕妈妈一定要记得，没有凭空飞来的体重，如果体重增长得过多，一定要从饮食和运动两个方面去重新调整。

孕晚期体重容易增加，一是因为32～34周胎头入盆，会使得原本比较高的宫底位置下降，就不会再顶着胃部，胃一下子空出来了会有饿的感觉，不知不觉就多吃了。二是不少上班族孕妈妈到孕晚期可以休假了，再加上身体变得有些沉重，运动也会减少。热量过剩就会造成体重的增加，所以孕妈妈们不要恐慌，"孕晚期体重会疯长"这个说法是有原因的，就是热量失衡，而不是胎宝宝的体重增加很快，或是孕晚期的体重应该比孕中期增加得多。

有些传言说吃某种食物能够加速产程，使宫口开指快等，这些也并无明确的科学依据。凡是有关饮食的，孕妈妈一定多问几个为什么。最多的传言是有关补钙的，说孕晚期补钙会导致胎宝宝的头变硬，不好生，有的妈妈到孕晚期就不敢补钙也不喝奶了。这个真的是个误区，宝宝好生与不好生不是由头骨的软硬决定的。大家都知道，小宝宝有前囟门和后囟门，那是因为宝宝的头骨在出生前尚未闭合，颅骨之间存在缝隙。在生产的过程中，宝宝正是利用这些缝隙使颅骨产生轻度的重叠，这样就把自己的头变得"小"一点儿，来适应骨盆的形态。正常每日吃进去的含钙食物和补充的钙都是用来供给准妈妈和胎宝宝的必需营养，并不会导致颅缝提前闭合，自然也就不会导致宝宝的头变硬。

孕妈妈的体重如果超标，在任何一个时期都是可以做调整的，千万别认为到了孕晚期就没办法了。如果自己拿不准到底该怎么吃，不妨找专业人士来帮忙，到专业的机构去学习。饮食运动双管齐下，一定会有好效果！

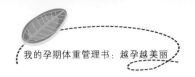

孕晚期运动原则：柔和为主

调整运动强度，适当减少运动频率，放慢运动节奏。

进入孕晚期后，身体的变化随之而来，双脚变得沉重，肩背部、腰部疼痛出现，同时由于肚子的增大，会压迫到横膈膜，经常会感到胸闷、气短，腿部抽筋的问题也会增加，肚子的变大会影响到身体的重心，同时很多准妈妈会发现，已经开始看不到自己的脚尖了。这个时候在进行一些运动时，就要特别注意身体的耐受力。对于体能稍弱的孕妈妈，这个时候最好要降低动作的难度、运动频率和每次运动的时间，这样会让你更加安全地度过孕期。如果之前就有很好的运动基础，整个孕期中前段也都在持续运动的孕妈妈，也要注意调整运动强度，毕竟这时的身体不像前几个月那么轻盈、舒适了。怀孕后期，身体的负担会逐渐加重，如果这个时候仍然保持高强度的运动方式，会让身体更加疲劳，增加不适。

对身体做针对性运动调整，避免加重不适。

随着孕周的增加，你会发现到了孕晚期之后，身体的不适感会越来越明显，比如肩背部疼痛、腿脚水肿、失眠、胸闷、耻骨、坐骨神经痛等一些常见问题。这个时候除了常规运动，你还需要一些针对性的运动调整，对身体出现比较明显的不适做出应对。在我接触的一些孕妈妈当中，也有整个孕期不会出现身体不适的，当然她们都有一个很好的运动计划，并得以实施。对于已经出现且比较明显身体不适的孕妈妈，可以请你的孕期运动老师做出相应的帮助。比如耻骨痛是孕期常见的一种不适，在上常规的运动课程中，某些动作可能会加重耻骨痛，这个时候就需要我们避免双腿打开过大的体式。

不要因为孕晚期体重超标而随意增加运动量。

有的孕妈妈过了28周时才进入孕期运动的行列中，问其原因，很多都是因为孕中期前期的体重增长超标，被医生劝说而来。孕期体重的控制是非常重要的，不合理的体重会引发很多后续问题，比如巨大儿出生率升高、难产增加、剖宫产增加、产后恢复差等一系列问题，但这并不意味着在孕晚期，我们可以随意增加运动量和运动强度。运动是一门科学，循序渐进的过程很必要，身体也需要一个适应的过程。如果盲目地运动，会给身体带来危险，适得其反。应

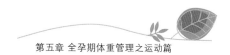

该全方位了解超重的原因，除了运动我们还要制订孕期的饮食计划。当然我们也不能因为体重超标而减肥，孕后期是胎宝宝快速增长的时期，保证身体的营养也是非常重要的。如果可以的话，你可以请教一位有经验的孕期运动老师，帮你制订运动计划。要相信运动没有晚不晚，只要动就比不动强。

减少平衡性运动。

孕晚期孕妈妈的肚子会越来越大，身体的重心会发生很大的改变，就算是行走在平地上或站立，有的孕妈妈也会感觉身体没有以前那么稳定了。平衡性的动作不仅仅是单腿站立，有效的平衡还有赖于柔韧性、躯干肌肉的力量和身体的协调能力，而在孕晚期阶段的运动中，要减少平衡性的体位练习，平衡性的动作会让孕妈妈失去重心，容易摔倒出现危险。但对于一直以来都持续运动的孕妈妈来说，身体的平衡性和稳定性相对好一些，这个阶段同样可以延续，可以减少保持的时间，降低动作的难度，让身体安全舒适才是最重要的。

减少仰卧姿势。

怀孕之后，日益增大的子宫会压迫到下腔静脉，而下腔静脉位于脊柱的右前方，仰卧姿势会加重压迫，引发血流不畅，而下腔静脉也是为胎宝宝传导能量的主干道。随着胎儿的不断增大，仰卧位时子宫会压迫下腔静脉，使盆腔和下腔静脉的血液回流受阻，达到心脏的血液骤减，导致心脏排血量下降，血压随之降低，容易引发休克。有很多孕妈妈会问："有时候我在早上醒来时发现自己是仰卧位，怎么办？"这个时候也不用过分担心，20 分钟以内的仰卧位尚不会带来危险，但要注意起来的时候要先左侧卧，缓一会儿再慢慢起身。

进行热身和放松。

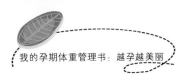

 全孕期十类安全运动利弊大揭秘

1. 散步：最容易越走越胖的运动方式

　　散步是很好的锻炼方式，也是孕妈妈在整个孕期都可以进行的运动，特别是刚开始锻炼的孕妈妈更为合适。散步不但可以锻炼到腹部、腿部和臀部，提升孕妈妈核心肌群的力量，还能增加身体的血液循环。在绿化环境良好的小区或是公园中散步，孕妈妈还能呼吸大量新鲜空气，使体内的含氧量大大提升，这不仅让孕妈妈感觉舒适、神清气爽，胎宝宝在肚子里也感受到了美好的环境和新鲜的氧气，对胎宝宝大脑发育非常有好处哦！

　　关于早晚散步的时间，孕妈妈可以根据自己的作息规律来安排。如果选择早晨散步，那么建议在太阳出来后去锻炼，这时候绿色植物通过光合作用释放出大量的氧气，对孕妈妈的身体非常有益。如果遇上雾霾天气，无论早晚都不建议孕妈妈出去散步，因为空气中大量的污染颗粒物对孕妈妈和胎宝宝的健康都是极不利的。

　　另外，孕妈妈在不同的季节散步也有不同的要求，在特别寒冷和炎热的天气里都建议不要外出散步。过冷的天气散步时，会刺激孕妈妈的呼吸道黏膜，容易产生不适甚至感冒。天气过热会令孕妈妈体温升高，这对胎宝宝的生长不利。同时，过热的天气可能造成气压较低，在外活动时呼吸也会感觉不畅。

　　饭后半小时再散步。这半小时是让我们的胃部有充分的时间好好消化食物，但是也不建议孕妈妈此时直接坐着或是躺着，你可以帮家人收拾一下碗筷，或是保持站立姿势，边看电视边做一做骨盆底肌的收缩，或者去换一身舒适宽松的衣服，准备和家人出门散步，也是不错的选择。

　　在公园里，经常可以看到孕妈妈和准爸爸以特别慢的速度在遛弯儿，而这些孕妈妈大多会有一个共同的困惑：为什么我天天饭后散步，吃的东西也不是太多，但体重还是长得那么厉害呢？这是因为过慢过缓过短的运动是很难有效消耗体内热量的。

　　从科学孕期运动的角度讲，孕妈妈在散步时也有时间和速度上的严格要求：每天保持30～60分钟的持续有氧运动，散步时应当以 4 千米 / 小时～ 6 千米 / 小时的时速走动，根据

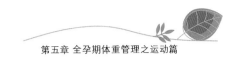

自身状态可每 30 分钟左右休息一会儿。 在走路的过程中，感觉到身体或鼻尖微微冒汗是最好的。在此，我们仍要再次强调，孕妈妈在运动过程中一次要仔细留意自己的感受，如果微微发汗的运动状态让你觉得身体很吃力不舒适，那就要适当放慢一些，逐渐提升速度或强度，而不是一次就要达到标准。

有些孕妈妈觉得走得稍快肚子就会有一些颤动，很难受。这样的情况有几个原因和解决方案。一是孕妈妈进入孕晚期，胎宝宝也比较大了，负重感会增加，这时候建议孕妈妈改变运动形式；二是孕妈妈走路时脚抬得较高，而下落时会比较重，这样的惯性会让肚子也有上下颤动的感觉，这时候建议孕妈妈调整步幅，让步子由大变小，频率自然也会有所增加，这样一来肚子上下颤动的感觉会有所减轻；三是孕妈妈个子较高，步幅自然会大，解决的方案同上。当然，如果上述的情况都不符合，但仍然觉得不舒服，那么建议你直接换一种运动方法吧。

孕妈妈在散步时，建议一定要有家人陪伴。孕晚期的孕妈妈要根据自己的情况量力而行，特别是腰背部疼痛厉害或者下肢水肿严重的孕妈妈，更要关注自身感受，散步后可由丈夫适当按摩。

2. 慢跑：有长期慢跑史的孕妈 "专利"

如果孕妈妈在孕前没有长期慢跑运动史，建议谨慎选择此类运动。如果孕妈妈在孕前就经常跑步，孕期可以继续坚持，但是当身体感觉不适时就要调整运动强度。每位孕妈妈情况都不同，要有个逐步预热的过程，忌短时间内高强度运动。当跑步觉得困难时，就可以改成散步。孕期锻炼不是要破纪录，随时调整到自己舒服的状态才是正确的。

孕妈妈在跑步时建议家人陪同，同时带一些可饮用的淡盐水，因为慢跑比散步的消耗大一些，出的汗也会多一些，需要及时补充水分。一些孕前就有运动史的孕妈妈可能会问，是否可以像孕前一样在运动中饮用功能型饮料，原则上是可以的，但建议孕妈妈还是喝淡盐水。孕妈妈们可以根据自己的情况酌情选择。

慢跑是一种非常好的有氧运动，可以增强体质，锻炼心脏，能消耗体内较多的热量，是孕

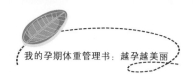

期控制体重不错的选择。但对于没有运动基础的孕妈妈来说，怀孕之后可能起身或弯腰系鞋带都会头晕，所以还是要根据自己的身体情况调整运动强度。保证充足的水分，锻炼之前一定要进行热身运动，先从快走开始，几分钟之后慢慢加快速度，适应 3 ～ 5 分钟，然后才慢跑起来。整体运动时长建议控制在 30 ～ 60 分钟，一定要以身体舒服为核心要求。

慢跑对环境的要求稍高一些，除了应当具备散步环境的所有标准之外，对路面的平坦度、光照度、干燥度、活动人员密度还有较高的要求。尽可能找人少的地方，因为慢跑时身体的惯性较大，人过多时可能造成无意的腹部冲撞。遇到雾、霾、雨、雪天，建议停止慢跑运动。

慢跑其实更适合孕中期的孕妈妈，到了孕后期，胎宝宝越长越大，准妈妈的肚子也越来越大，跑动时大肚子可能会"上下晃动"，比较不舒服。戴上托腹带会有改善，但还是建议孕晚期的孕妈妈换一种运动方式吧。

3. 爬楼梯：此运动有损伤关节的风险

很多孕妈妈都会选择爬楼梯来锻炼身体，这是一种对于外部环境、天气和场地要求都较低的运动方式，可以随时随地进行。

爬楼梯有助于保持骨关节的灵活，增强肌肉的弹性和韧带的力量，增加心肺功能，加快全身血液循环，促进我们的身体消耗多余热量。但任何一种运动形式在帮助我们锻炼身体、增强体质体能的同时，也会对我们身体的不同部位产生不同程度的损伤，爬楼梯就是一种有矛盾感的运动。上下楼梯时对膝关节和踝关节造成的压力是非常大的，上楼梯尤甚。重复上下楼梯的动作会增加关节损伤，出现关节痛。爬楼梯时髌骨（膝盖骨）承受的压力是平时走路的 4 ～ 6 倍，施压过度可能出现髌骨后的软骨组织移位，使髌骨发炎。因此，这种运动其实并不建议孕妈妈们频繁使用。

除了上述原因之外，不建议孕妈妈在孕期爬楼梯还有两个原因，一是孕妈妈不仅自己的体

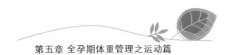

重增加了，还要额外负担胎宝宝的重量，对于髋关节的压力很大。另一方面，孕妈妈的身体因为要为分娩做准备而分泌大量松弛素，让孕妈妈的关节以及韧带比较松弛，如果孕妈妈们再频繁通过上下楼梯对关节施压的话，似乎对自己的身体有点儿不太"爱惜"。都说人老先老腿，腿在我们的一生中帮我们丈量世界、行走人生，如果我们在孕期过度使用腿部零件，必然会在日后加速它的老化。所以，如果你有更多的孕期运动选择，建议少用爬楼梯这一招。

这里为大家提供一些正确的上下楼梯的注意事项，孕妈妈们可以了解一下：防止上下楼梯时膝关节压力大，应前脚掌先着地，再过渡到全脚掌着地，缓冲压力。爬楼梯之前可以先做一下折叠膝关节和环绕脚踝的热身运动。孕妈妈还可以调整爬楼梯的高度，控制在每次爬 3～4 层，锻炼 30 分钟左右。

爬楼梯前，一定要选择通风好有窗户的楼梯，封闭的写字楼不适合锻炼，因为容易造成缺氧，增加心肺的负担。光线不好的也不可以，特别是孕晚期的孕妈妈，肚子的规模已经很大了，容易看不清脚下的楼梯，一旦发生意外后果不堪设想。有的孕妈妈在临产时，医生可能会建议你去爬楼梯，以帮助胎儿快速入盆让宫口尽快打开，这并不是唯一的方法，科学使用分娩球也能达到同样效果。

4. 分娩球：欧美辣妈生产的专门伙伴

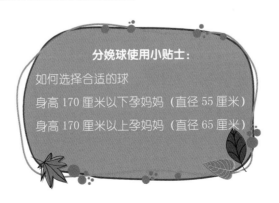

分娩球使用小贴士：

如何选择合适的球
身高 170 厘米以下孕妈妈（直径 55 厘米）
身高 170 厘米以上孕妈妈（直径 65 厘米）

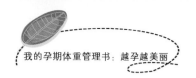

分娩球即瑜伽球，是一种体育运动工具，在瑜伽练习中更为常见。这个辅助工具外形好看、柔软、富有弹性还具有强大的支撑力，可以通过人体姿态的变化，与球进行完美的结合，从而完成多种不同形式的动作。在国外，瑜伽球之所以又被称为分娩球，是因为孕妈妈们在孕期运动的过程中会多次使用它进行一些孕期特殊的身体部位和肌肉群的锻炼。同时，国外的孕妈妈在生产时也会让它陪伴，通过对它的使用，能够帮助孕妈妈有效降低产痛、加快产程。

这种运动的专业性更强一些，希望对分娩球运动有兴趣的孕妈妈选择专业的机构，在老师的指导下锻炼。刚开始练习时，孕妈妈可能会感觉很难驾驭，球很不听话，但经过一段时间练习，孕妈妈的肌肉力量和耐力、平衡感提升了，就能很轻松地驾驭。所以在没有掌握方法之前，一定不要随便尝试，最好在老师和家人的陪同下完成动作，也不要轻易尝试自己没有做过的动作，球和地板之间一定要有防滑设施，保证自己和宝宝的安全才最重要。

分娩球是帮助女性顺利分娩的好帮手。孕妈妈可以通过分娩球的运用，在第一产程中有效缓解阵痛，通过坐球旋转的体位按摩腰胝，并帮助宝宝尽快入盆，有效加快产程。这些分娩球的神奇妙用，让越来越多的妈妈能够安静等待并享受分娩的过程。在孕期使用分娩球做运动，因为它有较强的趣味性，孕妈妈更能坚持锻炼。孕妈妈接触分娩球时，充满气体的分娩球会均匀地接触孕妈妈身体的各个部位，能起到按摩的作用，加快孕妈妈全身的血液循环。还能增强孕妈妈四肢和脊柱的承受力，提升肌肉耐力和力量，消耗多余的脂肪，让孕妈妈的身体状态更好。使用分娩球还能改变骨盆的倾斜度，减轻下肢的压力，大大减轻孕期子宫增大对下盘的压力，很好地缓解孕期腿部水肿，还能锻炼骨盆底肌肉。

5. 骑自行车：被遗忘的传统孕妇运动

近年来，在城市里很少见到孕妈妈骑自行车，甚至对于 80 后、90 后的孕妈妈而言，怀孕骑自行车几乎是不可想象的。但如果我们问问身边的姑姑、阿姨是如何度过孕期的，大多数答

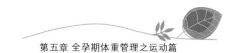

案都是到生产的前一天还在上班， 而且当时城市的主要交通工具就是自行车，大部分孕妈妈都是骑自行车上下班。

如今，随着我们生活水平的提高，孕期女性的生活变得越来越小心，孕期生活的空间和形式也变得越来越局限。说句玩笑话，真不知道这是社会的进步还是退步。骑自行车本身是一件既锻炼身体又非常快乐的事情，对于孕妈妈来说也是一种非常好的孕期运动方式。

骑车可以很好地改善心肺功能，提升身体的耐力和脑部的灵活度，提升神经系统的敏感度。骑自行车属于异侧支配运动，双腿交替可以使左右脑同时开发，加强关节和肌肉的锻炼，消耗热量，是孕期控制体重的好方法。所以，国外孕妈妈比较喜欢的孕期运动就包括骑自行车。

想要骑自行车的孕妈妈，建议进入孕中晚期开始为好，孕早期正是胎宝宝在妈妈身体里安营扎寨的时候，应该选择一些更平衡、温和的运动，骑自行车绝对不是首选项目。孕前一直持续骑自行车的孕妈妈，在孕后继续骑自行车时依然要注意一些问题。由于当前我们生活的城市交通大多比较拥挤，机动车辆较多，因此要选择合适的时间和路段，避免在躲闪避让时引发紧张情绪。可见，骑自行车对场地要求相对很高，与慢跑的场地要求比起来，有过之而无不及。

另外一个问题是，孕妈妈骑自行车进行锻炼的话，一定要注意骑车的正确姿势，自行车座和车把手要调试舒适。孕妈妈穿着舒适，最好穿上比较专业的鞋子，避免脚下打滑。车速均匀，在人少、路面开阔的地段骑，可以每次锻炼 30 ～ 60 分钟，根据自己的体力调整，并一定在家人或朋友的陪同下才能骑。很多健身机构都有"动感单车"的项目，如果孕妈妈的身体状态允许，也可以尝试。遗憾的是，大部分健身机构的空气流通不太好，而孕期运动讲究的就是在运动过程中充分进行新鲜氧气交换。所以，在选择的时候还是要谨慎一些。

6. 游泳：需要控制风险的孕动良方

游泳是孕期非常好的锻炼方式，既不压迫关节，有利于心肺的健康，促进血液循环，同时也能锻炼到大部分的肌肉。在水中孕妈妈会感觉很轻松，由于水的浮力，感觉胎儿的重量好像

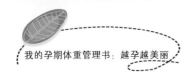

一下子消失了。

水的压力是空气压力的 800 多倍，同时水中的温度比空气中温度低。在游泳的过程中，我们的身体在享受水的自然压力之外，还能燃烧体内大量的热量，这也是为什么游泳可以让我们保持好身材的重要原因。对于孕妈妈而言，孕期游泳要注意的是在水中保持低心率，不要同地面运动时一样高，否则心脏负担过重，会造成不适感。

另外，有些孕妈妈进入孕中晚期会出现骨盆前方疼痛的情况，那么在游泳时就应当避免蛙泳，因为蛙泳的姿势会加重疼痛，并导致耻骨骨缝增大。此时，孕妈妈可以选择仰泳、使用泳圈游泳，或尝试在水中漫步。

虽然游泳是一种非常好的燃烧热量的运动，但孕妈妈不能因为想降低更多体重就不顾一切地泡在水中。游泳的时间和强度都要根据自己的健康水平、怀孕阶段来确定。专业老师会给孕妈妈具体建议的。对于在孕前就经常游泳的孕妈妈，孕后每次游 30 分钟左右即可，也可以根据个人体力增减。

游泳也有风险存在，比如游泳时可能经常要屏气，这对孕妈妈来说非常不好，而且频繁地无意识地屏气会影响胎宝宝在腹内的摄氧量，对胎宝宝的身体和大脑发育会有或多或少的影响。

在国内大多数的公共游泳池里，水质、水温及场地安全性都不太到位，因此建议孕妈妈谨慎选择游泳场所。女性的生殖结构本就比较容易受感染，在孕期更容易患上阴道炎，所以游泳这件事情在孕期要更加谨慎小心。孕期因为缺钙而经常腿脚抽筋的孕妈妈们更要注意，进入游泳池后，抽筋的情况可能会加剧，所以身边一定要持续有人陪伴，以免发生意外。

7. 孕期瑜伽：为孕期打造的安全运动

瑜伽一词源于梵文 YUJIR，意思是融合、结合、联结。瑜伽有着近万年的历史。孕期瑜伽是在瑜伽的基础上总结出适合孕期女性练习的动作。练习孕期瑜伽不仅可以帮助孕妈妈建立顺产的信念，缓解孕期出现的精神状态不适，还能有效缓解孕期身体的疼痛感，改善体态，控制

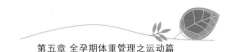

体重，强健骨盆区域，缓解孕期出现的水肿，促进血液循环。更重要的是，还能为产后的身体恢复打好基础，并增加身体对营养的吸收，让孕妈妈和胎宝宝都能健康舒适地度过孕育阶段。

很多孕妈妈在选择孕期运动时首先就会想到瑜伽，但我们都知道，孕期是个特殊的阶段，不是每一个动作孕妈妈都可以做的，所以孕期瑜伽的专业性要求就更高了，建议孕妈妈找一个专业的孕期运动机构或资深的运动老师进行指导，才能比较安全放心地练习。每个人的身体情况不同，柔韧性、力量、平衡感都不太一样，在练习过程中不要力求与他人一样，请尊重自己的身体。科学、专业、安全、适合才是选择孕期运动的原则。

8. 舞蹈／健身操：轻盈优雅的辣妈运动

孕期舞蹈的锻炼形式在国外非常普遍，甚至很多孕妈妈还会学习跳肚皮舞。孕期女性的优美曲线是一种别样的美。孕期舞蹈结合了瑜伽和舞蹈的动作，涉及力量和柔韧性的锻炼，更多采用身体四肢的配合，能很好地提升身体的美感、柔韧性和控制能力。

同时，舞蹈中对音乐和节奏的强调，也是给胎宝宝做音乐胎教。很多孕妈妈接触了孕期舞蹈后都非常快乐，在欣赏自己优美舞姿的同时更加接纳和喜欢自己。这是一种非常好的孕期情绪状态。有的孕妈妈觉得："我不是专业舞蹈演员出身，肯定跳不好。"其实，大可不必这样顾虑，首先，孕期舞蹈的难度远远低于专业舞蹈，在老师的带领下，每一位孕妈妈都能非常漂亮地完成动作。舞蹈最基础的信念是自信，相信自己是最美的，这种信念也会传达给宝宝哦！

孕期舞蹈不同于普通舞蹈，因为孕期身体的特殊性，有很多舞蹈动作是要避免的，比如劈叉、腰部的强扭转、腹部的强伸展、腹部的折叠动作，这些都会引起腹内压升高，让子宫壁变薄，胎儿缺氧，从而可能引发流产或早产。

伴随孕周的增加，很多孕妈妈发现自己在孕早期和孕中期还能完成的动作，到孕晚期做起来非常困难，这时就应该降低动作的难度。请随时告诉运动老师你的身体感受，方便老师随时做调整。如果身体没有问题，每天保证 1 小时的运动量是非常好的，但对于初次练习或没有运

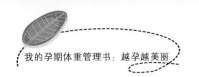

动基础的孕妈妈来讲，可以先从简单的动作、短时间的锻炼开始，逐渐增加锻炼时间，相信不久之后，随着体能的增加，你会越来越舒适和适应。

孕期健身操比孕期舞蹈的节奏快，对肢体的针对性运动强度也会更大，涉及手臂、身体的屈伸、腿部的动作。可锻炼到大腿肌肉、骨盆底肌肉、腰背肌肉和腹部肌肉，从而增强腹部、腰背部、骨盆肌肉的力量和弹性，使分娩时更有力，从而减少分娩时间，预防软产道的损伤和产后大出血。

这些动作可以很好地提升孕妈妈的体质体能，培养正确的身体姿态，协调身体的配合能力，健美体形，同时更好地改善运动系统（骨、骨连接、肌肉），提升心肺功能，让孕妈妈在孕期有一个非常良好的身体状态。另外，健身操的动作讲究上下肢体相配合，而肢体属于异侧大脑支配，良好的肢体协调能力更有利于脑部神经系统的敏感。孕妈妈和胎宝宝可以一起锻炼右脑能力。

孕期健身操与普通健身操也有所不同，除了动作的选择以及功能性之外，还必须注重音乐节奏的选择。节奏太快或频率过急都不利于孕妈妈的锻炼效果和感受。初次尝试孕期健身操的孕妈妈，可以先从短时间开始，比如先跟着练习20分钟，感受身体的反应，如果是比较舒适的状态，可以跟着老师继续进行。

9. 五禽戏：最中国风的孕期"功夫戏"

五禽戏是华佗编创的一种中国传统的健身方式，最早见于西晋陈寿所著的《三国志·华佗传》，由模仿虎、鹿、熊、猿、鹤5种动物的动作组成，健身效果非常好，动作简单易学而且有很强的趣味性。5种动物10个动作，效仿虎之威猛、鹿之矫健、熊之沉稳、猿之灵巧、鸟之轻盈，讲究形、神、意、气的结合。对于孕妈妈来说，五禽戏也是非常合适且舒适的孕期运动，孕妈妈的情绪容易紧张，而五禽戏有安神稳胎的功效。另外，五禽戏打起来很好玩，

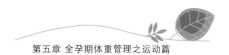

模仿动物的过程中，还能让孕妈妈身体各部位得到充分的放松和舒展。很多学习五禽戏的孕妈妈说，在生产后没时间运动，偶尔在家打打五禽戏也觉得浑身舒畅。五禽戏的另外一个特点是对于场地的要求很低，在家里随时随地都能练习。

孕妈妈练习五禽戏主要是来调整三个方面。

第一，调身，通过姿势和动作的练习，包括手指的变化来缓解身体的一些不适。古人说，形不正则气不顺，气不顺则意不宁，意不宁则神散乱。说明我们在锻炼时，身体的姿势很重要，应做到身体中正、体态自然、关节放松。通过外在肢体的动作和内在气血的运行来调理身心，起到安定情绪、安和五脏、增强体质的作用。

第二，调息，是指对呼吸的锻炼，有意识地调整呼吸，呼吸由肺所主，肺主气，而五禽戏的调息正是调气的作用。古人说，使气则竭，屏气则伤。所以孕妈妈更应保持呼吸通畅，胎儿时刻需要妈妈提供氧气，气血足则胎安好。

第三，调心，是指对意念、精神的锻炼。人的意念和精神状态会随心神作用而改变，思维活动和情绪的变化都能影响五脏六腑的功能，所以在练习时，孕妈妈应该专注，排除不利的情绪和思想，做到心静神宁。在调节自我心理和生理的过程中，孕妈妈和胎宝宝都将受益。

10. 凯格尔运动：全球妇产科指定孕期处方运动

凯格尔运动，又称骨盆运动，1948 年被美国阿诺·凯格尔医师所公布的。做法就是缩紧阴部周围的肌肉（有点儿憋尿的感觉），保持 8 ～ 10 秒或更长，然后缓缓放松，每天练习 15 ～ 20 分钟。在国外，凯格尔运动是对孕妈妈的处方指定运动。在国内，越来越多的孕妈妈了解到骨盆底肌练习的重要性。骨盆底肌的练习影响孕妈妈自然分娩的顺利程度，也直接决定

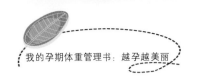
了分娩后产道恢复的速度和效果。如果对具体的练习方式感兴趣的孕妈妈，可以参考知妈堂写给孕妈妈的《快乐妈妈运动书》一书，里面非常详细地介绍了凯格尔运动的具体方式。

骨盆底肌位于骨盆的中央底部，像吊床那样撑在骨盆底部，分布在耻骨、脊柱末端的尾骨，承托起膀胱、子宫、直肠。骨盆底肌的状态好坏能够直接影响到这三个器官。骨盆底肌的锻炼能为孕妈妈增加产道的弹性和力量，减少孕期尿失禁的情况，还能在分娩时减少疼痛，缩短分娩时间，产后更快地恢复产道状态，是让孕妈妈受益良多的好运动。

骨盆底肌的锻炼体位有很多种，比如站立、坐姿、仰卧等，呼吸方式也不太一样，还可以利用不同的工具进行有效辅助。这项练习最好在专业老师的指导下完成，正确的呼吸和体位可以使效果加倍。如果可以，孕妈妈请拉上准爸爸一同练习，因为骨盆底肌的锻炼对于男性也是非常好的，可以增加前列腺区域的血液循环，增强男性功能。

Chapter 6

第六章

孕期体重管理 Q&A

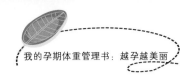 **饮食篇**

1. Q： 我下午三四点的时候总觉得饿，特别想吃甜点，可是又怕热量太高，上运动课前我也不敢吃东西，能吃吗？

A： 饿着肚子运动，是很多急于控制体重的孕妈妈的做法。感觉到饿是血糖低的表现，孕妈妈血糖低也就代表胎宝宝血糖低，在这种情况下是不应该继续运动的，而要补充一些食物。加餐最好在运动前 1 个小时，不要等到饿了再吃，要把加餐的时间定在感到饿之前。甜点的热量确实很高，但也并不是孕期禁忌，这类的食物放在加餐时吃比较好，一次吃 50 克左右，不要太多。

2. Q： 我到怀孕最后一个月了，医生估计孩子有 7 斤，我怕孩子太大了不好生。甜食都戒了，水果也全都换成西红柿和黄瓜，可以吗？

A： 最后一个月不要太过控制饮食，突然一下减量你和孩子都会不适应。甜食可以不吃，可以改为半个玉米或者一小块红薯作为加餐，特别是运动之前，一定不要空腹，要吃一点儿东西。水果可以选择苹果、梨、柚子、草莓、柑橘等升糖指数比较低的，不用完全戒掉。另外，饮食中并不是只有甜食和水果热量高，所以还需更仔细地分析饮食。

3. Q： 孕妇能吃海参吗？吃海参宝宝出生后不会出黄疸吗？

A： 海参是一种很好的优质蛋白，适合在任何时期食用。干的海参几乎全都是蛋白质，如果是 10 克左右的海参，一般每天吃一个就可以了，可以在早餐和鸡蛋交替着吃。宝宝的黄疸是出生以后多余的胆红素代谢排出时的表现，每个宝宝都有这个过程，跟吃不吃海参没有什么关系。

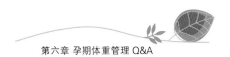

4. Q：孕 4 个月的孕妇能吃燕窝吗？什么时候吃？燕窝能代替鸡蛋吗？

A：可以吃。燕窝的主要成分是蛋白质和多糖，还有比较丰富的 B 族维生素。但是因为每次吃的量很少，基本都是 3～4 克，所以不能够提供每天需要的蛋白质。燕窝有美容养颜的功效，可以当成美容零食在加餐的时候吃，或者放入牛奶中吃。孕早期有反应的孕妈妈也可以吃。

5. Q：生完宝宝还要继续补充综合维生素吗？

A：哺乳期妈妈要供给宝宝很多的营养，所以也是一个营养容易缺乏的时期，孕期服用的综合维生素也适用于产后，可以一直补充到哺乳期结束。之后如果是作为日常保健，补充普通成人用的综合维生素就可以了。

6. Q：是不是比较甜的水果热量就高，不甜的就可以多吃？

A：水果的甜度和热量并不成正比，除了甜度，还要看升糖指数。有的水果口感上不怎么甜，但升糖指数高，就不适合妊娠期糖尿病的准妈妈吃，比如火龙果。

7. Q：我是患妊娠期糖尿病的孕妈妈，进产房生的时候还能喝红牛、吃巧克力吗？吃了会不会血糖过高影响孩子？

A：能够快速补充能量的食物比如巧克力是用在第二产程需要连续用力的时候。第一产程比较长，孕妈妈在这个阶段应该吃一些比较软容易消化的食物，可以是酸奶、面条、粥等，用来增加能量和保存体力。第二产程体力消耗大，此时可以吃巧克力迅速补充糖分，因为消耗很大，一般少量地吃不会导致血糖过高。医院对于糖尿病的孕妈妈在产程中都会加强监护，也会测血糖，如果血糖高会及时发现，所以不用担心。

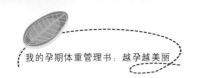

8. Q： 我前段时间主食吃得比较多，昨天检查时发现血糖高，我把主食都换成粗粮行吗？

A： 血糖检查结果异常是因为孕期胎盘会分泌一些激素，与胰岛素有相互拮抗的作用，说明胰岛素相对不足，而不是单一的某一种食物引起的。孕期的粗粮占主食的 50% 就可以，不需要全部换成粗粮。

9. Q： 我不爱吃核桃，可以把核桃打在豆浆里喝吗？

A： 可以的。如果不爱吃核桃，可以吃其他坚果，比如花生、瓜子、南瓜子、松子、开心果、芝麻、栗子等，可以换样吃，都可以补充不饱和脂肪酸和微量元素，不必每天都吃核桃。

10. Q： 这几天没有运动，晚上不饿，不想吃，只吃点儿青菜行吗？

A： 孕期饮食的原则是定时定量，感觉到饿其实血糖已经低了，不感到饿也要定时吃完饭。每餐要有主食，荤素搭配。如果白天活动量小，消耗少，可以根据具体情况减量，但依然是要吃的，要保证营养素的摄入。

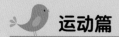 **运动篇**

1. Q: 这周体重长得快，孕晚期了觉得该休息，我就没有去运动，但是每天都坚持做家务，是必须要运动吗?

A: 如果你孕期一直坚持运动，晚期最好也坚持，保持一周 3 次左右。做家务是不能代替运动的，一是运动量小，再者是孕期的运动是针对孕妈妈生理特点，有目的地锻炼，不仅仅是为了消耗热量。到了孕晚期要为分娩做准备，这个时期要锻炼身体核心肌群的力量、平衡能力，以及锻炼盆底肌，孕晚期还应该练习呼吸减痛法，保持体重不过度增长。这都是做家务不能达到的，所以保持运动的频率是必要的。

2. Q: 我现在在 27 周，已经长了 30 斤，我要减肥吗? 我该怎么控制体重的增长?

A: 在孕期，体重的增长要根据孕前体重指数，进行科学管理，根据美国妇产科学会的孕产妇特殊时期的运动标准，BMI 指数正常的准妈妈在孕期的体重增长应该控制在 10 千克～ 12.5 千克，体重过多地增长会为身体带来很多负面的效果，比如孕期身体的疼痛感加重，身体的负担增加，影响呼吸、睡眠，同时更多地会影响运动功能，有很多孕妈妈在孕期由于前期增长太多的体重，而导致越往后越不愿意动，形成了恶性循环，成为名副其实的"土豆妈妈"，而过度的体重增长也会影响到分娩结局，同时"巨大儿"的出生率也大大增加。

有研究标明，孕期不爱动的女性，胎位不正、剖宫产概率都会大大增加，同时也会影响到产后内脏的恢复、体能恢复、体态恢复。这些都会成为孕期不控制体重所要承担的后果。

选择专业的孕期运动机构和老师，制订运动计划，同时要从饮食上调整，两者同时进行，效果才会显著。控制体重要有科学的方式和时间上的坚持，如果已

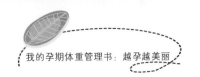

经发现自己体重超越了增长标准，那就快点儿行动起来吧！要相信妈妈的姿态就是宝宝的姿态，妈妈的健康决定宝宝的未来。

3. Q：我想顺产，听说顺产要控制体重，我一天运动多久可以达到控制体重的效果？

A：如果孕妈妈希望能够自然分娩，孕期体重的控制是非常重要的。孕前体重指数正常的情况下，整个孕期体重的增长在 10 千克～12.5 千克，宝贝的体重最好在 3 千克～3.25 千克，这样不管对孕妈妈身体的舒适度、安全性、分娩结局、产后恢复等，还是胎宝宝的智商、情商、运动能力、神经系统的发育等，都有重要的影响。因此在孕期选择科学持续的运动也是必不可少的。

首先，在孕期运动前要对自己的身体有一个透彻的了解，排除不可运动的高危指标，在医生的允许下进入练习。找到专业的老师制订运动计划，刚开始运动时可以先每天练习 30～60 分钟，在运动过程中感受自己的体能消耗的指数，可以隔天进行运动，经过一个星期的观察和调整之后，可以逐步增加课程时间和数量，最终达到每天 60 分钟的运动。选择自己比较喜欢和擅长的运动，一来可以提高兴趣，容易坚持；二来也可以更加直观地感受到自己的体能、体力，自己在运动中的状态，愉悦精神，产生共鸣，更好地通过运动达到胎教的效果。运动中的时间和运动量可以随时间、孕周、孕妈妈的身体和精神状态调整，不是一成不变的。

孕妈妈可以培养更多的兴趣点，尝试更多的孕期运动方式，这样才能让孕期生活舒适自如，体重的增长保持在合理的范围之内。同时还想和准妈妈分享的一点是，我们都希望自己的分娩结局很好，能够顺利地自然分娩，但是并不是只要运动了，体重控制好了，就一定可以自然分娩。因为分娩结局由很多方面组成，体能、产道、胎儿的大小，关键还有信念。所以我们要做好一切准备，积极锻炼身体，储备体能，建立分娩信心，在孕期所做的一切努力，都是为了提升自然分

Why Wismom
为什么选择知妈堂

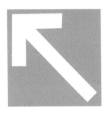

知妈堂自 2010 年创建以来，无论是专家的权威性、课程内容的创新性以及服务的专业度，知妈堂都获得了业内专家、孕期家庭及合作伙伴的高度赞誉。未来知妈堂将不断创新课程，升级服务，传播孕期专业孕产知识、科学胎教及孕动，让更多孕期家庭享受美好、优雅的孕期生活。

1. 专家团队呵护

知妈堂邀请全国知名专家呵护孕期家庭。孕产知识老师有 15-40 年丰富妇产临床经验，一站式解决孕产育问题；运动老师均有国际认证资格，专业教学为自然分娩做好全程助跑；艺术胎教均为专业领域人士，以多种形式传授科学胎教方法、照护身心健康。

2. 明星家庭青睐

知妈堂专业、实用的孕产课程与服务，一直是众多明星家庭度过优质孕期生活的选择，几年来刘孜、李小璐 / 贾乃亮、谢楠 / 吴京、李思思、关凌、包文婧 / 包贝尔、朱敏 / 张晞临、古晨等众多明星家庭选择知妈堂，更有来自美、俄、韩、日、德等国际家庭也选择在知妈堂度过孕期。

3. 科学孕育结果

知妈堂 85% 的会员妈妈成功顺产，其中无侧切率高达 51%；；92% 妈妈成功母乳喂养；88% 妈妈产后半年迅速恢复孕前体重；96% 家庭坚持胎教并看到宝宝出生后的优异表现：对音乐敏感、性格稳定爱笑、社交能力优秀、大运动和精细运动超前等显著特点。

4. 专业著作呈现

知妈堂在与会员面对面的长期一线教学教研中，积累大量成功案例，在进行实践和效果跟踪后，每年都会形成不同专业专著，将先进有效的孕产生活和胎教方法带给更多准妈妈，不仅获得全国准妈妈的关注更获得国家专业人士和机构的认可。

197

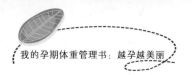
鸣谢

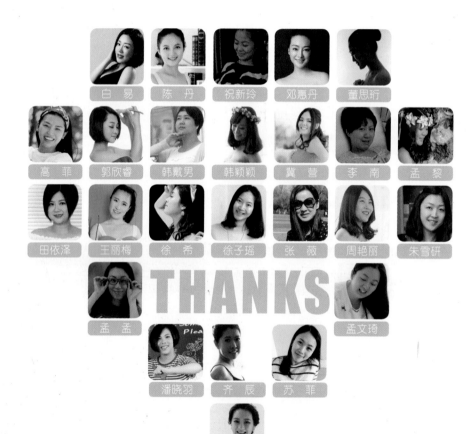

鸣谢知妈堂全体小伙伴！